Leon Prado

L'Art de Maîtriser les Rêves
Guide du Débutant en Rêve Lucide

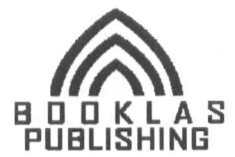

Titre Original : The Art of Controlling Dreams - A Beginner's Guide to Lucid Dreaming
Copyright © 2025, publié par Luiz Antonio dos Santos ME.
Ce livre est une œuvre de non-fiction qui explore la pratique et la science des rêves lucides. À travers une approche détaillée, l'auteur propose des méthodes éprouvées pour induire, contrôler et utiliser les rêves lucides comme outils de développement personnel, de créativité et d'exploration de soi.
1ère Édition
Équipe de Production
Auteur : Leon Prado
Éditeur : Luiz Santos
Couverture : Studios Booklas / Philippe Morel
Consultant : Marc Delacroix
Chercheurs : Claire Fontaine / Julien Lambert / Sophie Durand
Mise en page : Antoine Lemoine
Traduction : Nicolas Marchand
Publication et Identification
L'Art de Maîtriser les Rêves
Booklas, 2025
Catégories : Psychologie / Développement Personnel
DDC : 154.6 - **CDU :** 159.964.2
Tous droits réservés à :
Luiz Antonio dos Santos ME / Booklas
Aucune partie de ce livre ne peut être reproduite, stockée dans un système de récupération ou transmise par quelque moyen que ce soit — électronique, mécanique, photocopie, enregistrement ou autre — sans l'autorisation préalable et expresse du détenteur des droits d'auteur.

Sommaire

Indice Systématique 5
Prologue 10
Chapitre 1   Le Monde Onirique 12
Chapitre 2   Réalité Onirique 18
Chapitre 3   Récits Inspirants 23
Chapitre 4   Science Onirique 28
Chapitre 5   Psychologie des Rêves 34
Chapitre 6   Journal de Rêves 39
Chapitre 7   Les Tests de Réalité 44
Chapitre 8   Techniques MILD 49
Chapitre 9   Technique CAT 58
Chapitre 10   La Technique WBTB 63
Chapitre 11   La Réalité Mise à l'Épreuve 68
Chapitre 12   Méditation Onirique 73
Chapitre 13   Un Cadre Idéal 78
Chapitre 14   Journal Onirique 83
Chapitre 15   Cycles Ajustés 89
Chapitre 16   Rêves Persistants 95
Chapitre 17   Induction Rapide 101
Chapitre 18   Éveil Conscient 106
Chapitre 19   Voyages Astraux 111
Chapitre 20   Stabilisation Onirique 117
Chapitre 21   Maîtriser ses Émotions 122
Chapitre 22   L'Autothérapie Onirique 127

Chapitre 23 Exploration de Scénarios 133

Chapitre 24 Voyages au Cœur de l'Être 139

Chapitre 25 Rencontres Oniriques 144

Chapitre 26 Entraînement Onirique 150

Chapitre 27 Percées Créatives 156

Chapitre 28 Face aux Cauchemars 162

Chapitre 29 Guérison Émotionnelle 168

Chapitre 31 Autotranscendance 181

Chapitre 32 Maîtrise Onirique 186

Chapitre 33 Journaux de Rêves Avancés 192

Chapitre 34 Au-delà du Rêve 198

Indice Systématique

Chapitre 1 : Le Monde Onirique - Explore l'univers des rêves, du rêve ordinaire au rêve lucide, et le potentiel de ce dernier pour le développement personnel et la créativité.

Chapitre 2 : Réalité Onirique - Examine la nature de l'expérience onirique, en comparant les rêves ordinaires et les rêves lucides, et la transition entre ces deux états.

Chapitre 3 : Récits Inspirants - Présente des exemples historiques de rêves qui ont influencé des découvertes scientifiques, des créations artistiques et des décisions importantes.

Chapitre 4 : Science Onirique - Explore l'étude scientifique des rêves lucides, les découvertes sur l'activité cérébrale pendant ces rêves et leur potentiel thérapeutique.

Chapitre 5 : Psychologie des Rêves - Examine la psychologie des rêves, en particulier la perspective de Jung sur l'inconscient et les archétypes, et comment les rêves lucides peuvent être utilisés pour la connaissance de soi.

Chapitre 6 : Journal de Rêves - Explique l'importance de tenir un journal de rêves pour améliorer le souvenir des rêves, identifier des schémas et favoriser la lucidité.

Chapitre 7 : Les Tests de Réalité - Décrit les tests de réalité comme une méthode pour entraîner l'esprit à distinguer l'état de veille du rêve et à induire la lucidité.

Chapitre 8 : Techniques MILD - Présente les techniques d'induction de rêves lucides, en particulier la technique MILD (Mnemonic Induction of Lucid Dreams) et ses variantes.

Chapitre 9 : Technique CAT - Explique comment ajuster les cycles de sommeil pour favoriser l'apparition de rêves lucides, en utilisant la Technique d'Ajustement des Cycles (CAT).

Chapitre 10 : La Technique WBTB - Détaille la technique "Wake-Back-to-Bed" (WBTB) pour induire des rêves lucides en tirant parti des cycles naturels du sommeil.

Chapitre 11 : La Réalité Mise à l'Épreuve - Met l'accent sur l'importance des tests de réalité pour remettre en question la perception de la réalité et favoriser la lucidité.

Chapitre 12 : Méditation Onirique - Explore le rôle de la méditation dans l'induction et la stabilisation des rêves lucides, et comment elle favorise la conscience et la clarté mentale.

Chapitre 13 : Un Cadre Idéal - Souligne l'importance de l'environnement de sommeil et des habitudes pour favoriser les rêves lucides.

Chapitre 14 : Journal Onirique - Approfondit l'importance du journal de rêves comme outil de connaissance de soi et d'exploration de l'inconscient.

Chapitre 15 : Cycles Ajustés - Explique comment ajuster les cycles de sommeil pour optimiser les chances de faire des rêves lucides.

Chapitre 16 : Rêves Persistants - Aborde les rêves récurrents, leur signification psychologique et comment les utiliser pour induire la lucidité.

Chapitre 17 : Induction Rapide - Présente des techniques d'induction rapide de rêves lucides, comme la technique FILD (Finger-Induced Lucid Dream).

Chapitre 18 : Éveil Conscient - Explique comment maintenir la lucidité dans un rêve, en utilisant des techniques d'ancrage sensoriel, de rotation corporelle et de régulation émotionnelle.

Chapitre 19 : Voyages Astraux - Explore le phénomène de la projection astrale et sa relation avec les rêves lucides.

Chapitre 20 : Stabilisation Onirique - Décrit les techniques pour maintenir la lucidité et prolonger la durée des rêves lucides.

Chapitre 21 : Maîtriser ses Émotions - Explique comment gérer les émotions intenses qui peuvent survenir pendant un rêve lucide et comment maintenir la stabilité émotionnelle.

Chapitre 22 : L'Autothérapie Onirique - Explore l'utilisation des rêves lucides pour la guérison émotionnelle et la transformation personnelle.

Chapitre 23 : Exploration de Scénarios - Décrit comment utiliser les rêves lucides pour explorer et manipuler des scénarios, favorisant la créativité et le développement personnel.

Chapitre 24 : Voyages au Cœur de l'Être - Explore l'utilisation des rêves lucides pour accéder au subconscient et favoriser la connaissance de soi.

Chapitre 25 : Rencontres Oniriques - Décrit comment interagir consciemment avec des personnages oniriques pour la connaissance de soi, la résolution de conflits et la guérison émotionnelle.

Chapitre 26 : Entraînement Onirique - Explore l'utilisation des rêves lucides pour améliorer des compétences et des performances dans divers domaines.

Chapitre 27 : Percées Créatives - Décrit comment les rêves lucides peuvent être utilisés pour stimuler la créativité et trouver des solutions innovantes.

Chapitre 28 : Face aux Cauchemars - Explique comment utiliser les rêves lucides pour affronter et transformer les cauchemars.

Chapitre 29 : Guérison Émotionnelle - Décrit l'utilisation des rêves lucides pour explorer et guérir des blessures émotionnelles.

Chapitre 30 : Rêves Partagés - Explore la possibilité de partager des expériences oniriques avec d'autres personnes, les récits historiques et les théories qui entourent ce phénomène mystérieux.

Chapitre 31 : Autotranscendance - Examine l'utilisation des rêves lucides comme outil d'exploration spirituelle et de connexion avec des états de conscience élargis, favorisant l'autotranscendance.

Chapitre 32 : Maîtrise Onirique - Décrit l'état de maîtrise des rêves lucides, où le rêveur a un contrôle total sur l'environnement onirique, et explore les exercices avancés pour atteindre ce niveau.

Chapitre 33 : Journaux de Rêves Avancés - Approfondit les techniques avancées de tenue d'un journal de rêves, en mettant l'accent sur l'enregistrement multisensoriel détaillé, l'analyse longitudinale et l'interprétation des symboles.

Chapitre 34 : Au-delà du Rêve - Explore l'intégration des expériences de rêve lucide dans la vie éveillée, en mettant l'accent sur l'auto-analyse, l'action consciente et l'application des compétences développées dans les rêves.

Épilogue - Réfléchit sur le voyage à travers le livre et le potentiel transformateur des rêves lucides, en soulignant l'importance de l'exploration de soi et de l'application de la lucidité à la vie éveillée.

Prologue

Peu d'expériences dans la vie sont aussi intenses, mystérieuses et transformatrices que les rêves. Chaque nuit, sans exception, vous traversez le voile de la réalité et vous vous abandonnez à l'univers onirique – un domaine où l'impossible devient naturel, où les souvenirs, les émotions et les symboles s'entrelacent en récits uniques. Mais que se passerait-il si, au lieu d'être un simple spectateur passif de ces histoires fugaces, vous pouviez en prendre le contrôle total ?

Imaginez-vous voler au-dessus de montagnes qui défient les lois de la physique, converser avec des personnages issus de votre imagination la plus profonde, revisiter des moments du passé ou explorer des futurs possibles. Pensez à la sensation de liberté en réalisant que vous êtes en train de rêver – et que vous pouvez faire absolument tout. Ce n'est pas un don réservé à quelques illuminés, mais bien une compétence qui peut être développée par quiconque est prêt à s'éveiller au sein de ses propres rêves. Et c'est exactement ce que ce livre va vous révéler.

La science a déjà prouvé que les rêves lucides sont réels et accessibles. Ce ne sont pas des illusions passagères ou des mythes ésotériques, mais un phénomène étudié par les neuroscientifiques et les psychologues du monde entier. De grands esprits de l'histoire ont déjà bénéficié de ce pouvoir : des inventeurs ont visualisé des solutions à leurs problèmes pendant des rêves lucides, des artistes ont transformé des visions oniriques en œuvres immortelles, et des sages ont plongé profondément dans leur propre inconscient pour trouver des réponses qu'ils n'auraient jamais eues à l'état de veille.

Mais la question centrale demeure : et vous ? Êtes-vous prêt à accéder à ce monde caché ?

Dans ces pages, vous découvrirez des méthodes testées et affinées pour induire la lucidité dans vos rêves. Vous apprendrez à reconnaître les signes que vous êtes en train de rêver, à entraîner votre esprit à questionner la réalité et à utiliser des stratégies qui rendront vos rêves aussi vivants et cohérents que le monde éveillé. De plus, vous explorerez comment cette pratique peut élargir votre créativité, débloquer des peurs cachées, renforcer votre confiance en vous et même améliorer des compétences du monde réel grâce à des répétitions oniriques.

L'éveil commence maintenant. Ne laissez pas une nuit de plus passer sans découvrir le pouvoir qui a toujours été à votre portée. Après tout, dormir sans rêver, c'est perdre l'opportunité d'explorer un univers sans limites – un univers qui attend avec impatience d'être dévoilé par vous.

Êtes-vous prêt à franchir cette porte ? Alors fermez les yeux, prenez conscience... et réveillez-vous.

Luiz Santos Éditeur

Chapitre 1
Le Monde Onirique

Le sommeil n'est pas seulement un état de repos pour le corps, mais un passage vers un vaste univers d'expériences subjectives, où l'esprit se détache des amarres du monde éveillé et pénètre dans une dimension propre, façonnée par les souvenirs, les désirs et les symbolismes profonds. Pendant cette période, le cerveau ne se contente pas de récupérer ses énergies, il réorganise également les informations, traite les émotions et, surtout, donne naissance à l'un des phénomènes les plus intrigants de l'existence humaine : les rêves. Ces manifestations oniriques, qui peuvent être aussi bien fragmentées et éphémères que vives et riches en détails, reflètent le fonctionnement interne de la psyché et, au fil de l'histoire, ont suscité des interprétations allant de messages divins à de simples réactions chimiques du cerveau. Malgré les innombrables théories qui tentent d'expliquer leur nature et leur but, les rêves restent un territoire fascinant et, bien souvent, inexploré, qui défie les limites de ce que nous comprenons de la conscience et de la perception de la réalité.

Dans l'univers des rêves, l'esprit se libère des restrictions de la logique conventionnelle et des lois qui gouvernent le monde physique, permettant la création de scénarios impossibles, de rencontres improbables et de récits qui défient toute cohérence linéaire. Dans cet état de suspension des règles habituelles de la réalité, il est possible de vivre des situations qui transcendent les expériences du quotidien, transportant l'individu dans des contextes qui peuvent être absurdes, fantastiques ou profondément symboliques. Dans certains cas, le rêveur se retrouve complètement immergé dans ces scénarios, sans remettre en question leur véracité, tandis que, dans d'autres, une prise de conscience soudaine lui fait comprendre que tout ce qu'il vit n'est qu'une construction mentale – c'est à ce moment que surgit le phénomène du rêve lucide. L'expérience de devenir conscient dans son propre rêve inaugure une nouvelle forme d'interaction avec cet univers onirique, où l'individu cesse d'être un simple spectateur et devient un acteur actif dans la construction et la manipulation de sa propre réalité intérieure.

Cette maîtrise de ses propres rêves ne suscite pas seulement la curiosité scientifique, mais ouvre également des voies vers des découvertes personnelles et des avancées dans la connaissance de soi. La lucidité dans les rêves représente une opportunité d'explorer les recoins de l'esprit, de confronter ses peurs et ses insécurités, de stimuler la créativité et même d'améliorer des compétences du monde réel grâce à la pratique simulée. Depuis des temps immémoriaux, les philosophes, les mystiques et les érudits ont cherché à comprendre et à développer des techniques pour atteindre cet état de conscience pendant le sommeil, percevant qu'il pouvait servir à la fois à l'introspection et à la croissance personnelle, mais aussi à la création artistique et au développement cognitif. Ainsi, le monde des rêves, souvent relégué au rôle d'une simple activité nocturne sans grande importance, se révèle être un vaste champ de possibilités qui attend ceux qui sont prêts à l'explorer avec attention et intention. Dans le vaste spectre de l'expérience onirique, il existe un phénomène particulièrement intriguant : le rêve lucide. Mais, après tout, qu'est-ce qui définit un rêve lucide ? En termes simples, c'est celui dans lequel le rêveur a pleinement conscience qu'il est en train de rêver. Cette perception, qui peut varier en intensité, allant d'une vague reconnaissance à une clarté cristalline, transforme complètement l'expérience onirique. Le rêveur lucide n'est plus un simple spectateur passif, mais un participant actif, capable d'interagir avec l'environnement et les personnages du rêve, de modifier le récit et même de défier les lois de la physique qui régissent le monde éveillé.

Cette capacité à prendre le contrôle de son propre rêve ouvre un éventail de possibilités surprenantes. Le rêve lucide n'est pas seulement une forme de divertissement ou une curiosité neurologique, mais un outil puissant pour le développement personnel, la créativité et l'exploration de l'inconscient. Dans le domaine de la connaissance de soi, le rêve lucide permet à l'individu de s'immerger dans son propre monde intérieur, de confronter ses peurs, de résoudre des conflits émotionnels et d'accéder à des parties de l'inconscient qui restent normalement inaccessibles pendant la veille.

Imaginez, par exemple, la possibilité de surmonter une peur récurrente, comme celle de parler en public. Dans un rêve lucide, vous pourriez répéter des discours, interagir avec des auditoires imaginaires et expérimenter différentes approches, le tout dans un environnement sûr et contrôlé, où l'erreur n'a pas de conséquences réelles. Ou, peut-être, confronter un traumatisme du passé, revivre la situation sous un nouvel angle, avec la conscience qu'il s'agit d'un rêve et la capacité d'en modifier l'issue. Les possibilités sont infinies, limitées seulement par l'imagination du rêveur.

Outre le potentiel thérapeutique et de connaissance de soi, les rêves lucides se révèlent également être un terrain fertile pour la créativité. Les artistes, les écrivains, les musiciens et les inventeurs rapportent fréquemment qu'ils trouvent l'inspiration dans leurs rêves, les utilisant comme un laboratoire d'idées où ils peuvent expérimenter librement, sans les contraintes du monde physique. L'esprit, libéré des entraves de la logique et de la raison, peut créer des connexions inhabituelles, générer des images surprenantes et concevoir des solutions innovantes à des problèmes complexes. De nombreux récits font état de musiques qui ont été composées, de tableaux qui ont été peints et d'inventions qui ont été conçues, d'abord, dans le monde onirique.

Dans le domaine de la science, les rêves lucides ont ouvert de nouvelles perspectives pour l'étude de la conscience et du fonctionnement du cerveau. Les chercheurs utilisent des techniques de neuro-imagerie, comme la résonance magnétique fonctionnelle, pour étudier l'activité cérébrale pendant les rêves lucides, cherchant à comprendre les mécanismes neuronaux qui permettent l'émergence de la conscience dans le rêve. Ces études peuvent apporter des éclairages précieux sur la nature même de la conscience, l'un des plus grands mystères de la science. De plus, la recherche sur les rêves lucides peut contribuer au développement de nouvelles approches thérapeutiques pour les troubles du sommeil, tels que les cauchemars récurrents, et même pour des problèmes de santé mentale, tels que l'anxiété et la dépression.

Le rêve lucide, par conséquent, n'est pas un phénomène trivial ou un simple passe-temps. C'est une capacité inhérente à tous les êtres humains, qui peut être cultivée et améliorée grâce à des techniques et des pratiques spécifiques. Tout au long de ce livre, vous découvrirez les méthodes pour induire la lucidité dans vos rêves, vous apprendrez à contrôler l'environnement onirique, à interagir avec les personnages et à utiliser cet outil extraordinaire pour explorer votre propre potentiel, dépasser vos limites et transformer votre vie.

Le monde des rêves est un territoire vaste et inexploré, plein de mystères et de possibilités. La lucidité est la clé qui ouvre les portes de cet univers, vous permettant de devenir le protagoniste de votre propre voyage onirique. La capacité de rêver consciemment est une invitation à une aventure sans limites, une opportunité de découvrir qui vous êtes vraiment et ce dont vous êtes capable. Ce voyage commence maintenant. Préparez-vous à dévoiler les secrets du monde onirique et à découvrir le pouvoir transformateur des rêves lucides.

Chapitre 2
Réalité Onirique

L'expérience humaine ne se limite pas au monde de l'éveil ; elle s'étend à une dimension subjective et fascinante qui émerge pendant le sommeil. Cet état, souvent considéré comme un simple mécanisme de repos, recèle en réalité une complexité qui dépasse la simple récupération physique. Durant le sommeil, l'esprit se libère des contraintes imposées par la réalité quotidienne et pénètre dans un univers où le temps, l'espace et les lois naturelles peuvent être radicalement différents. Cet environnement onirique, où sensations, souvenirs et désirs se mêlent en des récits improbables, révèle des aspects profonds de la psyché humaine et a été un sujet de curiosité et d'étude à travers l'histoire. Différentes cultures ont interprété les rêves comme des messages divins, des manifestations de l'inconscient ou même comme des réalités parallèles, soulignant ainsi la fascination et l'importance accordées à ce phénomène.

Au sein de ce vaste monde des rêves, la perception de la réalité est en constante transformation. Bien que, la plupart du temps, les rêves soient vécus de manière passive, sans remise en question de leur nature, il existe des moments où la conscience peut émerger, permettant au rêveur de reconnaître qu'il est dans un état onirique. Cette reconnaissance marque la différence fondamentale entre les rêves ordinaires et les rêves lucides. Dans le premier cas, les événements se déroulent sans l'intervention du rêveur, qui est emporté par le récit sans conscience de sa participation. Dans le second, une prise de conscience modifie complètement la dynamique du rêve, rendant possible le questionnement et, souvent, le contrôle des événements. Ce réveil au sein même du rêve représente une expérience transformatrice, ouvrant les portes à un niveau d'exploration et d'interaction avec le monde onirique qui dépasse les limites de l'imagination quotidienne.

La transition entre le rêve ordinaire et le rêve lucide n'est pas toujours immédiate ni clairement définie. Souvent, il y a des moments d'hésitation, où l'esprit perçoit de petites incohérences dans le récit du rêve, mais ne parvient pas encore à établir pleinement sa nature illusoire. Ces instants de doute sont essentiels au développement de la lucidité onirique, car ils représentent les premiers indices que l'esprit commence à remettre en question la réalité présentée. Avec la pratique, le rêveur peut apprendre à identifier ces signaux et à les utiliser comme déclencheurs pour amplifier sa perception à l'intérieur des rêves. En comprenant la dynamique entre les états de conscience onirique, il est possible non seulement d'améliorer l'expérience du rêve, mais aussi d'utiliser cette capacité à des fins de connaissance de soi, de créativité et même de développement personnel.

Les rêves ordinaires sont des récits qui se déroulent dans notre esprit pendant le sommeil, sans que nous ayons conscience que nous rêvons. Dans ces rêves, nous sommes comme les spectateurs d'un film, emportés par le courant d'événements qui défient souvent la logique et la cohérence du monde éveillé. Nous pouvons vivre des situations fantastiques, rencontrer des personnes décédées, voler dans les cieux, affronter des dangers imaginaires ou éprouver des plaisirs intenses. Tout cela se produit sans que nous remettions en question la nature de l'expérience, sans que nous nous demandions si nous sommes éveillés ou en train de rêver.

La logique des rêves ordinaires est fréquemment déformée. Les lois de la physique peuvent être suspendues : nous pouvons voler sans ailes, traverser les murs, respirer sous l'eau. Le temps peut se comporter de manière non linéaire : le passé, le présent et le futur se mélangent, les événements se répètent ou se déroulent à des vitesses différentes. Les personnes et les lieux peuvent se transformer de manière abrupte et inattendue. Les émotions peuvent être intenses et volatiles, passant rapidement de la joie à la peur, de la tristesse à l'euphorie.

Cette absence de remise en question, cette acceptation de l'expérience onirique comme réalité, même absurde, est la principale caractéristique qui définit le rêve ordinaire. Nous sommes immergés dans le récit, le vivant pleinement, sans la capacité de discerner qu'il s'agit d'une création de notre propre esprit. Cette absence de conscience est ce qui différencie fondamentalement le rêve ordinaire du rêve lucide.

Le rêve lucide, quant à lui, est marqué par la présence de la conscience. À un moment donné pendant le rêve, le rêveur "s'éveille" à l'intérieur même du rêve, percevant que ce qu'il vit n'est pas la réalité physique, mais une projection de son esprit. Cette prise de conscience peut varier en intensité. Il peut s'agir d'une vague reconnaissance, d'une sensation d'étrangeté, d'une intuition que quelque chose ne va pas. Ou bien, il peut s'agir d'une clarté absolue, d'une certitude inébranlable que l'on est en train de rêver.

Avec la conscience, la possibilité de contrôle émerge. Le rêveur lucide peut, à des degrés divers, influencer le déroulement du rêve. Il peut modifier le décor, transformer les objets, interagir avec les personnages, défier les lois de la physique et même altérer le récit onirique lui-même. Cette capacité de contrôle est l'un des aspects les plus fascinants du rêve lucide, car elle permet au rêveur d'explorer son propre monde intérieur de manière active et créative. Il devient le metteur en scène, le scénariste et le protagoniste de son propre film onirique.

Il est important de noter que la transition entre le rêve ordinaire et le rêve lucide n'est pas toujours abrupte et définie. Souvent, il existe des moments de "pré-lucidité", où le rêveur commence à remettre en question la nature de la réalité onirique, mais n'est pas encore certain de rêver. Ces moments peuvent être cruciaux pour le développement de la lucidité, car ils indiquent que la conscience commence à émerger à l'intérieur du rêve. De petits signaux, comme des incohérences dans le décor ou des événements impossibles, peuvent servir de déclencheurs à la lucidité.

Une autre différence significative entre les deux types de rêves réside dans l'intensité sensorielle et émotionnelle. Bien que les rêves ordinaires puissent être vifs et chargés émotionnellement, les rêves lucides ont tendance à être encore plus intenses. La perception de rêver, combinée à la capacité de contrôler l'environnement onirique, intensifie les sensations et les émotions. Les couleurs peuvent paraître plus vibrantes, les sons plus nets, les contacts plus intenses. Les émotions, comme la joie, la peur, l'extase ou la tristesse, peuvent être ressenties avec une force surprenante, dépassant souvent en intensité les expériences de la vie éveillée. Cette intensité sensorielle et émotionnelle est l'un des attraits du rêve lucide, en faisant une expérience unique et mémorable.

En résumé, les rêves ordinaires et lucides partagent la même scène – l'esprit endormi – mais leurs caractéristiques et leurs potentiels sont distincts. Alors que le rêve ordinaire nous conduit dans un voyage inconscient, le rêve lucide nous invite à explorer consciemment le vaste et mystérieux territoire de notre propre esprit. La reconnaissance de ces différences est le premier pas pour quiconque souhaite apprendre à induire et à contrôler ses propres rêves lucides.

Chapitre 3
Récits Inspirants

Tout au long de l'histoire, les rêves ont joué un rôle crucial dans la vie d'innombrables personnes, influençant des découvertes, des inspirations artistiques et des décisions qui ont façonné des civilisations entières. Depuis l'antiquité, les récits de rêves révélateurs et prémonitoires abondent, suggérant que l'esprit humain, lorsqu'il se libère des contraintes du monde éveillé, peut accéder à un niveau plus profond de créativité, d'intuition et de compréhension. Des figures historiques, des scientifiques, des artistes et des philosophes ont fréquemment rapporté des expériences oniriques qui ont changé le cours de leur vie, démontrant que les rêves ne sont pas de simples illusions nocturnes, mais plutôt des portails vers des intuitions puissantes et transformatrices. Dans de nombreuses cultures, les rêves étaient considérés comme des messages divins ou des révélations de l'inconscient, capables de guider les choix et de révéler des vérités cachées. Cette fascination universelle pour le monde onirique perdure jusqu'à nos jours, nourrie par des récits extraordinaires de rêves qui ont modifié le destin d'individus et même de sociétés entières.

Les histoires d'inspiration puisée dans les rêves imprègnent tous les domaines de la connaissance et de la créativité humaine. De grandes découvertes scientifiques ont été conçues dans le monde onirique, où l'esprit, libéré des limitations logiques et rationnelles, a réussi à établir des connexions qui semblaient inaccessibles à l'état de veille. La solution à des problèmes mathématiques complexes, la conception de structures moléculaires et même des avancées technologiques sont nées d'images et de symboles oniriques qui, à première vue, pouvaient paraître abstraits, mais contenaient les clés essentielles à la compréhension de phénomènes réels. Ce phénomène suggère que les rêves ne reflètent pas seulement les préoccupations et les pensées de l'individu, mais peuvent également fonctionner comme un mécanisme de traitement et d'organisation des idées, permettant à des solutions créatives et innovantes d'émerger sans l'interférence des barrières de la pensée linéaire.

Au-delà de la science, le domaine des arts et de la littérature regorge d'exemples de créations qui ont pris naissance dans des expériences oniriques. De nombreux écrivains et artistes affirment que certaines de leurs œuvres les plus marquantes ont surgi en rêve, où des images vives, des intrigues complètes et même des mélodies entières leur ont été "révélées". L'esprit, en explorant des territoires symboliques et inconscients, est capable de générer des récits et des concepts qui défient les restrictions de la logique quotidienne, ouvrant la voie à des créations originales et profondes. Ce phénomène renforce l'idée que les rêves ne se contentent pas de refléter la réalité intérieure du rêveur, mais agissent également comme un instrument d'expression créative, offrant de nouvelles façons de voir, d'interpréter et de réinventer le monde. Que ce soit dans la science, la philosophie ou l'art, les rêves restent un mystère fascinant et une source inépuisable d'innovation, prouvant que la réalité onirique peut contenir des réponses et des inspirations qui transcendent les frontières de la veille.

L'un des récits les plus anciens et emblématiques de rêves ayant eu un impact historique se trouve dans la Bible, dans l'Ancien Testament. Joseph, fils de Jacob, possédait le don d'interpréter les rêves. Lorsqu'il fut vendu comme esclave en Égypte, son talent attira l'attention du Pharaon, qui était tourmenté par des songes troublants. Joseph interpréta les rêves du Pharaon – sept vaches grasses suivies de sept vaches maigres, et sept épis pleins suivis de sept épis rachitiques – comme une prédiction de sept années d'abondance suivies de sept années de sécheresse et de famine. Grâce à cette interprétation, l'Égypte put se préparer à la crise, en stockant des vivres pendant les années d'abondance, et Joseph fut élevé à une position de pouvoir et d'influence.

Dans la Grèce antique, les rêves étaient considérés comme une forme de communication entre les dieux et les mortels. Il existait des temples dédiés à Asclépios, le dieu de la guérison, où les gens pratiquaient l'incubation des rêves, un rituel qui consistait à dormir dans le temple dans l'espoir de recevoir un songe révélateur qui apporterait la guérison à leurs maux ou des réponses à leurs problèmes. Le philosophe Aristote, bien qu'il ne crût pas à l'origine divine des rêves, consacra un traité entier au sujet ("Des rêves"), dans lequel il enquêta sur leur nature et leurs causes, démontrant l'intérêt de la philosophie grecque pour le phénomène onirique.

En avançant dans le temps, nous trouvons le récit du philosophe et mathématicien français René Descartes, l'un des piliers de la pensée moderne. Dans son œuvre "Discours de la Méthode", Descartes décrit une série de rêves intenses qu'il fit en une seule nuit, en 1619. Dans ces rêves, il se vit au milieu de tempêtes, de vents forts et de fantômes. Descartes interpréta ces rêves comme un appel divin à rechercher la vérité et la connaissance par la raison. Ces songes auraient été un tournant dans sa vie, l'amenant à développer la méthode philosophique rationaliste qui l'a rendu célèbre.

Au XIXe siècle, l'histoire des sciences enregistre un cas remarquable d'inspiration onirique. Le chimiste allemand Friedrich August Kekulé von Stradonitz luttait pour élucider la structure moléculaire du benzène, un composé organique fondamental. En 1865, après des années de recherche infructueuses, Kekulé fit un rêve dans lequel il vit un serpent se mordant la queue, formant un anneau. Cette image onirique l'inspira à concevoir la structure cyclique du benzène, une découverte révolutionnaire qui ouvrit la voie au développement de la chimie organique moderne. Un autre exemple inspirant vient du domaine de la technologie. Elias Howe, un inventeur américain, passa des années à essayer de créer une machine à coudre efficace. Il rencontrait des difficultés pour concevoir le mécanisme de l'aiguille. Dans un rêve, Howe se vit entouré de guerriers portant des lances avec un trou à la pointe. En se réveillant, il comprit que la solution à son problème était de faire passer le fil par la pointe de l'aiguille, et non par la base, comme on le faisait traditionnellement. Cette idée, inspirée par le rêve, permit à Howe de finaliser son invention, qui révolutionna l'industrie textile.

Dans le domaine des arts, l'écrivain écossais Robert Louis Stevenson, auteur du classique "L'Étrange Cas du Dr Jekyll et de Mr Hyde", a rapporté que l'idée centrale de l'histoire était née d'un cauchemar. Stevenson rêva de la transformation d'un homme en un être monstrueux, représentant la dualité entre le bien et le mal dans la nature humaine. À son réveil, il écrivit fébrilement l'intrigue de base du roman, qui devint un succès mondial et une référence dans la littérature sur le côté sombre de la psyché humaine.

Ce ne sont là que quelques exemples de la manière dont les rêves, tout au long de l'histoire, ont été une source d'inspiration, de révélation et de transformation. Qu'il s'agisse de messages divins, d'intuitions scientifiques ou d'inspirations artistiques, les expériences oniriques continuent d'intriguer et de défier la compréhension humaine, démontrant que le monde des rêves est un territoire fertile à explorer et à valoriser.

Chapitre 4
Science Onirique

La compréhension scientifique des rêves lucides représente l'une des avancées les plus fascinantes dans l'étude de l'esprit humain. Elle conjugue neurosciences, psychologie et technologie pour explorer un phénomène qui, pendant des siècles, est resté nimbé de mystère. Initialement accueillis avec scepticisme, les rêves lucides ont longtemps été considérés comme de simples fantaisies sans fondement empirique. Cependant, avec les progrès de la science, il est devenu évident que la lucidité dans les rêves n'est pas seulement réelle, mais qu'elle peut être mesurée, analysée et même induite par des techniques spécifiques. L'étude de cet état de conscience singulier a ouvert de nouvelles perspectives sur le fonctionnement cérébral, remettant en question l'idée traditionnelle selon laquelle le sommeil et l'éveil seraient des états totalement distincts et incompatibles. L'étude des rêves lucides, par conséquent, non seulement approfondit notre connaissance des mécanismes du sommeil, mais soulève également des questions profondes sur la nature même de la conscience et ses potentialités au sein de l'état onirique.

Les avancées technologiques ont joué un rôle crucial dans la validation scientifique des rêves lucides, en permettant l'observation directe de l'activité cérébrale pendant le sommeil. Le développement de techniques de neuro-imagerie, telles que l'imagerie par résonance magnétique fonctionnelle (IRMf) et l'électroencéphalographie (EEG), [1] a permis d'identifier des schémas d'activation spécifiques dans le cerveau des rêveurs lucides. Les recherches ont révélé que le cortex préfrontal dorsolatéral, la région responsable de la pensée critique et de l'autoréflexion, présente une activité significativement plus élevée pendant les rêves lucides que pendant les rêves ordinaires. Cette découverte suggère que, contrairement à ce que l'on croyait, il est possible de manifester un niveau élevé de conscience de soi et de raisonnement logique même lorsque l'on est plongé dans l'état onirique. Ce résultat confirme non seulement l'existence des rêves lucides, mais suggère également que l'esprit peut fonctionner de manière étonnamment sophistiquée pendant le sommeil, défiant les notions conventionnelles sur les limites de la cognition humaine.

Au-delà de leur intérêt scientifique, les rêves lucides ont suscité un engouement pour leur potentiel thérapeutique et psychologique. Des études indiquent que la pratique de l'induction de la lucidité onirique peut être bénéfique pour le traitement des cauchemars récurrents, de l'anxiété et du trouble de stress post-traumatique, permettant au rêveur de prendre le contrôle du récit du rêve et de resignifier des expériences négatives. De plus, il a été démontré que les rêves lucides peuvent être un outil précieux pour stimuler la créativité, la résolution de problèmes et l'amélioration des capacités cognitives. L'impact de ces rêves sur la santé mentale et le bien-être émotionnel continue d'être exploré, mais les découvertes actuelles suggèrent que la maîtrise de la lucidité onirique peut ouvrir des voies vers de nouvelles formes de connaissance de soi et de développement personnel. À mesure que la science progresse, les rêves lucides cessent d'être un simple phénomène curieux pour devenir un outil puissant, capable de transformer notre relation à l'esprit et d'élargir les horizons de la conscience humaine.

Initialement, l'idée qu'une personne puisse être consciente pendant le sommeil paradoxal (Rapid Eye Movement - REM), la phase du sommeil durant laquelle se produisent les rêves les plus vivaces, était accueillie avec scepticisme par la communauté scientifique. De nombreux chercheurs considéraient que la conscience et le sommeil étaient des états mutuellement exclusifs. Cependant, à partir des années 1970, les expériences pionnières du psychophysiologiste Stephen LaBerge, à l'Université de Stanford, ont commencé à faire évoluer cette perspective.

LaBerge a mis au point une technique ingénieuse pour prouver l'existence des rêves lucides. Il a demandé à des volontaires d'effectuer des mouvements oculaires prédéterminés (par exemple, regarder à gauche et à droite de manière répétée) dès qu'ils prenaient conscience qu'ils étaient en train de rêver. Ces mouvements oculaires, détectables grâce à des électrodes placées autour des yeux (électro-oculographie), servaient de signal aux chercheurs, indiquant que le volontaire était conscient à l'intérieur du rêve.

Les résultats de ces expériences furent surprenants. LaBerge a réussi à enregistrer les signaux oculaires prédéterminés, démontrant que les volontaires étaient capables de maintenir leur conscience pendant le sommeil paradoxal et de communiquer avec le monde extérieur, même en étant dans un état onirique. Ces études pionnières ont ouvert la voie à un nouveau domaine de recherche : la science des rêves lucides.

Depuis lors, de nombreuses études ont été menées pour étudier les mécanismes cérébraux impliqués dans les rêves lucides. Les techniques de neuro-imagerie, telles que l'IRMf et l'EEG, permettent d'observer l'activité cérébrale en temps réel, identifiant les zones qui sont plus actives pendant les rêves lucides par rapport aux rêves ordinaires.

Les résultats de ces recherches indiquent que les rêves lucides sont associés à une augmentation de l'activité dans des zones spécifiques du cerveau, principalement dans le cortex préfrontal dorsolatéral. Cette région du cerveau est responsable de fonctions cognitives supérieures, telles que la conscience, la pensée critique, la prise de décision et la mémoire de travail. L'augmentation de l'activité dans cette zone pendant les rêves lucides suggère que ces fonctions cognitives, qui sont normalement atténuées pendant le sommeil paradoxal, sont réactivées pendant l'expérience lucide.

D'autres études ont examiné les différences d'activité électrique du cerveau entre les rêves lucides et non lucides. L'EEG mesure les ondes cérébrales, qui sont des schémas d'activité électrique générés par les neurones. Les chercheurs ont découvert que les rêves lucides sont associés à une augmentation de la fréquence des ondes gamma, qui sont des ondes cérébrales de haute fréquence associées à la conscience, à l'attention et à l'intégration des informations.

En plus des études sur l'activité cérébrale, la recherche scientifique s'intéresse également aux caractéristiques psychologiques des rêveurs lucides et aux effets des rêves lucides sur le bien-être et la santé mentale. Des études indiquent que les personnes qui font fréquemment des rêves lucides ont tendance à présenter une plus grande capacité d'introspection, de créativité et de résolution de problèmes. De plus, la pratique des rêves lucides a été associée à une réduction des symptômes d'anxiété, de dépression et de stress post-traumatique.

La science des rêves lucides n'en est encore qu'à ses débuts, mais les avancées récentes ont démontré que ce phénomène est réel, mesurable et peut faire l'objet d'investigations scientifiques rigoureuses. Les recherches dans ce domaine non seulement élargissent notre compréhension de la nature de la conscience et du sommeil, mais ouvrent également de nouvelles perspectives pour le développement d'interventions thérapeutiques et pour l'exploration du potentiel de l'esprit humain. L'étude scientifique des rêves lucides représente un pont entre la subjectivité de l'expérience onirique et l'objectivité de la science, révélant un champ fascinant et prometteur pour l'exploration du cerveau et de l'esprit.

Chapitre 5
Psychologie des Rêves

La psychologie des rêves révèle que l'univers onirique ne se limite pas à de simples images aléatoires générées par le cerveau pendant le sommeil. Il représente un territoire symbolique où les aspects profonds de la psyché se manifestent. Depuis l'Antiquité, les rêves sont considérés comme des messages de l'inconscient, porteurs de significations cachées susceptibles d'influencer la vie éveillée.

Dans cette perspective, le psychologue suisse Carl Jung a apporté une approche révolutionnaire en suggérant que les rêves sont des expressions légitimes de la psyché, offrant des indices précieux sur les conflits internes, les désirs refoulés et le processus d'individuation. Pour Jung, l'inconscient n'était pas seulement un dépôt de contenus refoulés, comme le proposait Freud, mais une dimension vivante et structurée, composée de l'inconscient personnel et de l'inconscient collectif. Les rêves lucides, en permettant à l'individu d'explorer consciemment ce territoire intérieur, offrent un outil unique d'auto-connaissance et de transformation psychologique.

L'inconscient collectif, selon Jung, abrite les archétypes, des modèles universels de comportement et des symboles partagés par toute l'humanité. Dans les rêves, ces archétypes émergent à travers des personnages, des décors et des récits qui expriment des aspects fondamentaux de la psyché humaine. Dans un rêve ordinaire, ces éléments se manifestent de manière symbolique, défiant souvent la logique et exigeant une interprétation pour être compris. Dans les rêves lucides, en revanche, le rêveur a la possibilité d'interagir activement avec ces contenus, de poser des questions, de modifier le récit ou de confronter directement des figures archétypales. Cela ouvre un champ de possibilités pour la compréhension de sa propre psyché et pour le processus d'intégration de parties méconnues ou négligées de la personnalité. L'Ombre, par exemple, qui représente les aspects refoulés ou rejetés du moi, peut surgir dans les rêves sous la forme de figures effrayantes ou de situations inconfortables. Dans l'état lucide, au lieu de fuir ou d'être dominé par la peur, le rêveur peut affronter ces figures, comprendre leur message et favoriser l'acceptation et l'intégration de ces aspects.

Outre l'Ombre, d'autres archétypes peuvent surgir dans les rêves lucides, comme l'Anima et l'Animus, représentations du principe féminin et masculin dans la psyché, respectivement, et le Vieux Sage ou la Grande Mère, qui symbolisent l'orientation et la connaissance intuitive. L'interaction consciente avec ces figures oniriques peut apporter des révélations profondes sur l'identité et les défis intérieurs du rêveur.

De cette façon, les rêves lucides deviennent un outil puissant non seulement pour des expériences ludiques et exploratoires, mais aussi pour un travail psychologique profond. Le rêveur peut utiliser cette conscience élargie pour résoudre des conflits internes, renforcer des aspects négligés de sa personnalité et s'engager sur le chemin de l'individuation – le processus pour devenir un être humain plus complet et intégré. Ainsi, la psychologie des rêves démontre que, loin d'être de simples illusions nocturnes, les rêves lucides offrent une opportunité extraordinaire de développement psychologique et d'expansion de la conscience.

L'inconscient, selon Jung, est composé de deux couches principales : l'inconscient personnel et l'inconscient collectif. L'inconscient personnel contient des souvenirs refoulés, des expériences oubliées, des désirs non réalisés et des émotions non traitées qui sont spécifiques à chaque individu. L'inconscient collectif, quant à lui, est une couche plus profonde et universelle, partagée par tous les êtres humains, qui contient les archétypes, des modèles de comportement et des images primordiales hérités de nos ancêtres.

Les rêves, qu'ils soient ordinaires ou lucides, sont considérés par Jung comme une voie d'accès à l'inconscient. Ils fonctionnent comme une sorte de "pont" entre la conscience et l'inconscient, permettant à des contenus refoulés ou méconnus d'émerger à la surface. Dans les rêves ordinaires, ces contenus se manifestent de manière symbolique et souvent déguisée, nécessitant une interprétation pour être compris.

Les rêves lucides, quant à eux, offrent une opportunité unique d'interaction directe avec l'inconscient. En devenant conscient dans le rêve, le rêveur acquiert la capacité d'explorer activement son monde intérieur, de dialoguer avec les personnages oniriques (qui peuvent représenter des aspects du moi), de confronter ses peurs et ses traumatismes, et d'accéder à des informations et des intuitions qui sont normalement hors de portée de la conscience éveillée.

Jung pensait que le processus d'individuation, le développement de la personnalité vers la totalité et l'intégration des opposés, était l'objectif central de la vie humaine. Les rêves lucides peuvent jouer un rôle important dans ce processus, permettant à l'individu de plonger dans son propre inconscient, de reconnaître et d'intégrer ses aspects sombres (l'"Ombre", dans la terminologie jungienne), et de développer une relation plus consciente et équilibrée avec son propre monde intérieur.

L'Ombre, l'un des archétypes les plus importants de l'inconscient collectif, représente les aspects de la personnalité qui sont rejetés ou refoulés par la conscience, car considérés comme négatifs, inadéquats ou indésirables. Ces aspects peuvent inclure des émotions comme la colère, l'envie, la peur, ou des traits de personnalité comme l'égoïsme, l'agressivité ou la faiblesse. Dans les rêves, l'Ombre peut se manifester sous la forme de personnages menaçants, de monstres, d'animaux sauvages ou de situations effrayantes.

Dans un rêve lucide, le rêveur a la possibilité de confronter directement son Ombre, de dialoguer avec elle, de comprendre ses origines et ses motivations, et d'intégrer ces aspects rejetés dans sa personnalité consciente. Ce processus d'intégration de l'Ombre est fondamental pour le développement de l'individuation, car il permet à l'individu de devenir plus complet, authentique et équilibré.

Outre l'Ombre, les rêves lucides peuvent également permettre la rencontre avec d'autres archétypes de l'inconscient collectif, comme l'Anima (l'aspect féminin de l'inconscient masculin) et l'Animus (l'aspect masculin de l'inconscient féminin), le Vieux Sage (la sagesse intérieure), l'Enfant Divin (le potentiel de renouveau) et bien d'autres. L'interaction avec ces archétypes peut apporter des éclairages profonds sur la dynamique psychique du rêveur et aider au processus de connaissance de soi et de transformation personnelle.

La psychologie des rêves, en particulier l'approche jungienne, offre un cadre théorique riche et complexe pour comprendre l'importance des rêves lucides en tant qu'outil d'exploration de l'inconscient et de développement personnel. En devenant conscient dans le rêve, le rêveur accède à un monde intérieur vaste et mystérieux, où il peut confronter ses peurs, intégrer ses aspects sombres, dialoguer avec ses archétypes et s'engager sur le chemin de l'individuation, vers la totalité de l'être.

Chapitre 6
Journal de Rêves

Dans le processus de développement de la conscience onirique, l'un des outils les plus efficaces pour élargir la perception et renforcer la connexion avec le monde des rêves est le journal de rêves. Cet enregistrement systématique des expériences nocturnes améliore non seulement la capacité à se souvenir des rêves avec plus de netteté, mais permet également une analyse approfondie des symboles, des schémas et des émotions qui émergent pendant l'état de rêve. La pratique régulière de la notation des rêves au réveil renforce la mémoire onirique, entraînant l'esprit à retenir des détails qui, autrement, se perdraient dans les premiers instants après le réveil. Plus qu'une simple prise de notes, ce journal se transforme en une carte personnelle de l'inconscient, révélant des aperçus précieux sur la psyché et servant d'outil essentiel pour atteindre la lucidité dans les rêves.

En prenant l'habitude d'enregistrer quotidiennement ses rêves, l'esprit s'habitue à valoriser ces expériences et à les différencier plus clairement de l'état de veille. Avec le temps, des schémas commencent à émerger, révélant des éléments récurrents qui peuvent servir de déclencheurs pour la prise de conscience de l'état de rêve pendant le sommeil lui-même. Des personnages, des lieux, des émotions et des événements spécifiques ont tendance à se répéter, fonctionnant comme des indicateurs signalant que l'on est en train de rêver. Cette identification systématique facilite l'entraînement de l'esprit à remettre en question la réalité, rendant possible la reconnaissance d'un rêve en cours. De plus, le journal permet d'approfondir l'interprétation symbolique des rêves, permettant à chacun de mieux comprendre ses propres peurs, désirs et préoccupations reflétés dans les récits oniriques.

La création d'un journal de rêves efficace exige discipline et engagement envers la connaissance de soi. La notation doit être faite dès le réveil, avant que les souvenirs du rêve ne se dissipent. Il n'est pas nécessaire que les récits soient longs ou parfaitement organisés ; même des fragments, des mots-clés ou de brèves descriptions des sensations ressenties suffisent pour entraîner l'esprit à se souvenir avec plus de clarté. Au fur et à mesure que cette habitude se renforce, la qualité des souvenirs s'améliore et l'immersion dans la réalité onirique s'intensifie. Ce processus favorise non seulement le développement des rêves lucides, mais approfondit également la connexion entre l'esprit conscient et l'univers symbolique de l'inconscient, ouvrant les portes à une compréhension plus large de soi-même.

L'importance du journal de rêves réside dans plusieurs aspects. Tout d'abord, il aide à renforcer la mémoire onirique. La plupart des gens oublient une grande partie de leurs rêves quelques minutes après le réveil. En prenant l'habitude de noter les rêves immédiatement au réveil, même s'il ne s'agit que de fragments ou de sensations, vous entraînez votre cerveau à accorder plus d'attention aux expériences oniriques et à les retenir en mémoire. Avec le temps, la capacité de se souvenir des rêves devient plus précise et détaillée.

En plus de renforcer la mémoire, le journal de rêves permet d'identifier des schémas, des thèmes récurrents et des symboles significatifs qui se manifestent dans vos rêves. En relisant les notes au fil du temps, vous commencez à remarquer que certains éléments, personnages, situations ou émotions apparaissent fréquemment dans vos rêves. Ces schémas peuvent révéler des aspects importants de votre inconscient, des préoccupations, des désirs, des peurs ou des conflits internes qui méritent votre attention.

Le journal de rêves est également un outil essentiel pour le développement de la lucidité. En enregistrant vos rêves, vous devenez plus conscient de votre vie onirique, augmentant ainsi la probabilité de reconnaître que vous êtes en train de rêver pendant le rêve lui-même. De plus, le journal peut être utilisé pour enregistrer les tests de réalité que vous effectuez pendant la journée, les techniques d'induction de rêves lucides que vous pratiquez et les résultats que vous obtenez.

Mais comment créer et tenir un journal de rêves efficace ? La première étape consiste à choisir un support qui vous convient. Il peut s'agir d'un carnet physique, d'un fichier numérique sur votre ordinateur ou d'une application sur votre téléphone portable. L'important est qu'il soit pratique et accessible, que vous puissiez l'avoir toujours à portée de main au réveil.

Au réveil, notez immédiatement tout ce dont vous vous souvenez du rêve, même s'il ne s'agit que de fragments, d'images isolées, de sensations ou d'émotions. Ne vous souciez pas de la grammaire, de l'orthographe ou de la cohérence. L'objectif est de capturer l'essence du rêve avant qu'il ne s'efface de votre mémoire. Utilisez des mots-clés, des phrases courtes, des dessins ou tout autre moyen qui vous aidera à vous souvenir du rêve ultérieurement.

En plus du contenu du rêve lui-même, notez également la date, l'heure à laquelle vous vous êtes réveillé, le titre que vous donneriez au rêve (le cas échéant) et tout autre détail qui pourrait être pertinent, comme votre état émotionnel avant de vous endormir, ce que vous avez mangé ou bu, si vous avez utilisé une technique d'induction de rêves lucides, etc.

Après avoir noté le rêve, prenez le temps de le relire et de réfléchir. Essayez d'identifier les éléments les plus marquants, les symboles, les émotions prédominantes et les éventuelles connexions avec votre vie éveillée. Demandez-vous : Quelle est la signification de ce rêve pour moi ? Que révèle-t-il sur mes désirs, mes peurs, mes préoccupations ou mes conflits internes ?

Avec le temps, le journal de rêves deviendra une carte de votre monde intérieur, un enregistrement de votre évolution personnelle et un guide pour l'exploration de votre inconscient. En cultivant l'habitude de noter et d'analyser vos rêves, vous investirez dans votre connaissance de soi, vous développerez votre capacité à faire des rêves lucides et vous ouvrirez un canal de communication direct avec votre propre esprit. Le journal onirique est plus qu'un simple enregistrement ; c'est un dialogue continu avec la partie la plus profonde et la plus mystérieuse de vous-même.

Chapitre 7
Les Tests de Réalité

La conquête de la lucidité onirique exige un entraînement constant de l'esprit pour différencier l'état de veille du monde des rêves. Les tests de réalité sont l'une des stratégies les plus efficaces à cette fin. Ils agissent comme des points d'ancrage qui renforcent la perception consciente tout au long de la journée et, avec une pratique régulière, finissent par être reproduits également dans les rêves. Lorsque cela se produit, il y a de fortes chances que le rêveur remarque l'incohérence de son environnement et devienne lucide. Le secret de l'efficacité de ces tests ne réside pas seulement dans leur répétition mécanique, mais bien dans un engagement sincère envers l'expérience. C'est en questionnant sa propre réalité avec une attention pleine et une curiosité véritable que l'on augmente la probabilité de reconnaître un rêve en train de se dérouler.

La nature même des rêves permet à des événements absurdes d'être interprétés comme normaux, car, dans cet état, l'esprit n'applique pas les mêmes règles strictes qui régissent la réalité éveillée. Un test de réalité bien exécuté doit donc exploiter ces failles dans la logique onirique, créant des situations où la différence entre les deux états devient évidente. En vérifiant l'heure, par exemple, on s'attend à ce qu'elle reste stable dans le monde éveillé, mais dans les rêves, les chiffres changent souvent de manière erratique. De même, essayer de faire passer un doigt à travers la paume de la main peut être un test révélateur, car cela est impossible dans le monde physique, alors que dans les rêves, le corps peut se comporter de façon inattendue. Le choix des tests doit être basé sur la facilité d'exécution et la capacité à les intégrer naturellement dans la routine quotidienne, afin qu'ils deviennent une habitude inconsciente qui se manifestera également dans les rêves.

Pour maximiser l'efficacité des tests de réalité, il est essentiel de les combiner avec une observation critique de l'environnement et une réflexion sur ses propres expériences. Il ne suffit pas d'effectuer les tests de manière automatique ; il faut être véritablement présent dans l'instant et envisager sérieusement la possibilité d'être en train de rêver. De plus, le renforcement de cette habitude peut être potentialisé par l'utilisation d'un journal de rêves, qui aide à identifier les schémas et les éléments récurrents pouvant servir de déclencheurs à la lucidité. Plus cette pratique est intégrée au quotidien, plus il est probable que l'esprit la reproduise spontanément pendant l'état de rêve, ouvrant ainsi les portes à un plus grand contrôle et à une exploration plus approfondie de ses propres rêves.

La logique derrière les tests de réalité est que, dans le monde onirique, les lois de la physique et de la logique sont souvent déformées, voire inexistantes. Par conséquent, un test qui fonctionne d'une certaine manière dans le monde éveillé peut avoir un résultat différent ou inattendu dans un rêve. En percevant cette différence, vous pouvez conclure que vous êtes en train de rêver et, ainsi, devenir lucide.

Il existe divers tests de réalité qui peuvent être utilisés, et l'efficacité de chacun peut varier d'une personne à l'autre. L'important est d'en choisir quelques-uns faciles à mémoriser et à réaliser, et qui s'intègrent bien à votre routine. Voici quelques-uns des tests de réalité les plus courants et efficaces :

Vérifier l'heure : Regardez une montre numérique ou analogique, notez l'heure, détournez le regard pendant quelques secondes, puis regardez à nouveau. Dans le monde éveillé, l'heure aura changé de manière cohérente. Dans un rêve, les chiffres peuvent changer de façon aléatoire, devenir flous ou afficher des caractères étranges.

Lire un texte : Choisissez un court texte, comme une phrase dans un livre, une enseigne ou un panneau. Lisez le texte, détournez le regard pendant quelques secondes, puis relisez-le. Dans le monde éveillé, le texte restera identique. Dans un rêve, les lettres peuvent se modifier, les mots se mélanger, ou le texte peut se transformer en quelque chose de complètement différent.

Observer ses mains : Regardez attentivement vos mains, examinez les détails, les lignes, les ongles. Dans le monde éveillé, vos mains auront une apparence normale et cohérente. Dans un rêve, elles peuvent paraître étranges, avoir plus ou moins de doigts que la normale, changer de forme ou présenter d'autres anomalies.

Essayer de respirer avec le nez bouché : Bouchez-vous le nez avec les doigts et essayez de respirer. Dans le monde éveillé, cela sera impossible. Dans un rêve, vous pourriez réussir à respirer normalement, même avec le nez bouché, ce qui indique que vous êtes en train de rêver.

Sauter et essayer de voler : Faites un petit saut et essayez de flotter ou de voler. Dans le monde éveillé, vous retomberez au sol. Dans un rêve, vous pourriez réussir à flotter, à voler ou à défier la gravité d'autres manières.

Se regarder dans un miroir: Observez votre reflet. Dans le monde éveillé, votre reflet sera normal. Dans un rêve, votre reflet pourrait être déformé, inhabituel, ou même montrer une autre personne.

Se demander "Suis-je en train de rêver ?" : Posez-vous cette question plusieurs fois par jour, avec une intention sincère. Dans le monde éveillé, la réponse sera évidente. Dans un rêve, la question peut déclencher la lucidité, surtout si vous avez déjà l'habitude de réaliser les tests de réalité.

Essayer de faire passer son doight à travers la paume de la main : Appuyez fermement un de vos doigts sur votre paume. Dans le monde éveillé, rien ne va se passer. Dans un rêve, il est possible que votre doigt traverse votre main.

Lorsque vous effectuez les tests de réalité, il est crucial de ne pas les faire de manière automatique ou mécanique. Il faut avoir une intention réelle de vérifier si vous êtes éveillé ou en train de rêver. Remettez en question la réalité, observez les détails qui vous entourent, soyez présent dans l'instant.

La fréquence à laquelle vous réalisez les tests de réalité est également importante. L'idéal est de les faire plusieurs fois par jour, à différents moments et dans différentes situations. Plus vous pratiquerez, plus vous aurez de chances de vous souvenir de les faire pendant un rêve.

En plus de réaliser les tests de réalité, il est utile de les combiner avec la pratique de la pleine conscience (mindfulness) et avec la lecture régulière de votre journal de rêves. La pleine conscience vous aide à accroître votre conscience du moment présent, ce qui facilite la perception des signes indiquant que vous êtes en train de rêver. La lecture de votre journal de rêves, quant à elle, renforce votre mémoire onirique et vous aide à identifier les schémas et les thèmes récurrents dans vos rêves, ce qui peut également augmenter la probabilité d'avoir des rêves lucides.

Les tests de réalité sont un outil simple, mais puissant, pour ceux qui souhaitent développer la capacité d'avoir des rêves lucides. En les intégrant à votre routine quotidienne, vous entraînerez votre esprit à remettre en question la réalité et à reconnaître les signes que vous êtes en train de rêver, ouvrant ainsi la voie à l'exploration consciente du monde onirique.

Chapitre 8
Techniques MILD

Après avoir établi des fondations solides grâce à la tenue d'un journal de rêves et à la pratique des tests de réalité, il est temps de plonger dans les techniques spécifiques d'induction de rêves lucides. Il existe plusieurs méthodes, chacune avec ses particularités et ses niveaux de difficulté, mais toutes partagent l'objectif commun d'augmenter la probabilité de devenir conscient à l'intérieur d'un rêve.

Technique de l'Intention (MILD Simplifiée) :

La technique MILD (Mnemonic Induction of Lucid Dreams), développée par Stephen LaBerge, est l'une des plus populaires et efficaces. Bien que la version complète implique des étapes plus élaborées, l'essence de la technique réside dans l'intention.

Étape 1 : Avant de vous endormir, répétez mentalement une phrase qui exprime votre intention d'avoir un rêve lucide. Par exemple : « Cette nuit, je me souviendrai que je suis en train de rêver » ou « Je vais faire un rêve lucide cette nuit ». Répétez la phrase plusieurs fois, avec conviction et concentration.

Étape 2 : Visualisez-vous en train de devenir lucide dans un rêve. Imaginez-vous en train de réaliser un test de réalité et de prendre conscience que vous rêvez. Imaginez la sensation de liberté et de contrôle que vous ressentirez en devenant lucide.

Étape 3 : Au réveil d'un rêve (même s'il n'est pas lucide), essayez de vous souvenir du plus grand nombre de détails possible et notez-les dans votre journal de rêves. Ensuite, répétez les étapes 1 et 2 avant de vous rendormir.

Technique de l'Ancrage :

Cette technique consiste à choisir un « signal de réalité » ou « ancre » que vous rencontrerez fréquemment pendant la journée. Il peut s'agir d'un objet, d'une action, d'un son ou de toute autre chose qui attire votre attention.

Étape 1 : Choisissez votre ancre. Par exemple, vous pouvez choisir de regarder vos mains, de vérifier l'heure ou d'entendre le chant d'un oiseau.

Étape 2 : Chaque fois que vous rencontrez votre ancre pendant la journée, effectuez un test de réalité et demandez-vous si vous êtes en train de rêver. Faites-le avec une intention sincère, en observant les détails qui vous entourent.

Étape 3 : Avant de vous endormir, visualisez-vous en train de rencontrer votre ancre dans un rêve et de devenir lucide.

Technique de la Réflexion :

Cette technique est simple, mais puissante. Elle consiste à cultiver l'habitude de questionner la réalité tout au long de la journée.

Étape 1 : Plusieurs fois par jour, arrêtez-vous un instant et observez attentivement votre environnement.

Faites attention aux détails : couleurs, formes, sons, odeurs, textures.

Étape 2 : Demandez-vous : « Est-ce réel ? Suis-je en train de rêver ? ». Ne répondez pas automatiquement. Observez les détails, recherchez les incohérences ou les signes que quelque chose n'est pas à sa place.

Étape 3 : Effectuez un test de réalité pour confirmer si vous êtes éveillé ou en train de rêver.

Technique de l'Auto-Suggestion :

L'auto-suggestion est un outil puissant pour influencer le subconscient. Avant de vous endormir, répétez des affirmations positives sur votre capacité à faire des rêves lucides.

Étape 1 : Allongez-vous confortablement dans votre lit, détendez votre corps et votre esprit.

Étape 2 : Répétez mentalement des phrases telles que : « Je suis capable de faire des rêves lucides », « Je vais faire un rêve lucide cette nuit », « Je me souviendrai de mes rêves », « J'ai le contrôle de mes rêves ».

Étape 3 : Répétez les phrases avec conviction et visualisez-vous en train de faire un rêve lucide.

Il est important de souligner que la constance et la persévérance sont fondamentales pour le succès de ces techniques. Ne vous découragez pas si vous n'obtenez pas de résultats immédiats. La pratique régulière, combinée à la tenue du journal de rêves et à la réalisation des tests de réalité, augmentera considérablement vos chances de faire des rêves lucides. Essayez les différentes techniques, découvrez celles qui fonctionnent le mieux pour vous et adaptez-les à vos besoins. Le chemin vers la maîtrise des rêves lucides est un processus progressif, mais enrichissant.

La technique MILD complète se pratique généralement après le réveil d'un rêve, pendant la nuit ou au matin, en profitant d'une période où l'esprit est plus susceptible de retourner au sommeil paradoxal (et donc aux rêves). Cependant, des éléments de la technique peuvent être pratiqués avant de s'endormir, comme une préparation. Voici les étapes de la technique MILD complète :

Réveil et Souvenir : Au réveil d'un rêve (naturellement ou à l'aide d'un réveil), essayez de vous souvenir du plus grand nombre de détails possible. Notez tout dans votre journal de rêves : l'intrigue, les personnages, les émotions, les décors, les symboles, tout ce dont vous vous souvenez.

Identifier les Signes de Rêve: Après avoir noté le rêve, relisez le récit et essayez d'identifier les "signes de rêve", des éléments qui indiquent qu'il s'agissait d'un rêve et non de la réalité. Ces signes peuvent être des choses impossibles (comme voler ou traverser les murs), des situations bizarres, des personnes décédées, des lieux qui n'existent pas, des émotions intenses et disproportionnées, ou toute autre chose qui sort de l'ordinaire.

Concentration sur l'Intention: Éloignez-vous du lit et bougez votre corps pendant quelques instants, cela vous aidera à consolider votre état d'éveil. Asseyez-vous ou allongez-vous dans votre lit dans un état détendu mais attentif. Commencez à répéter mentalement une phrase qui exprime votre intention de reconnaître que vous rêvez la prochaine fois que vous ferez un rêve. Par exemple: "La prochaine fois que je rêverai, je me souviendrai que je rêve", "Quand je verrai un signe de rêve, je réaliserai que je rêve", "Je ferai un rêve lucide ce soir". Répétez la phrase plusieurs fois, avec conviction et concentration, en intériorisant l'intention.

Visualisation: Pendant que vous répétez la phrase, visualisez-vous en train de retourner dans le rêve dont vous venez de vous réveiller. Imaginez-vous en train de revivre le rêve, mais cette fois, lorsque vous rencontrez l'un des signes de rêve que vous avez identifiés, vous réalisez que vous rêvez. Visualisez-vous en train d'effectuer un test de réalité (comme regarder vos mains ou essayer de respirer avec le nez bouché) et de confirmer que vous êtes dans un rêve. Imaginez la sensation de lucidité, la clarté mentale, la liberté de pouvoir contrôler le rêve.

Répétition : Répétez les étapes 3 et 4 (intention et visualisation) plusieurs fois, jusqu'à ce que vous sentiez que l'intention est fermement ancrée dans votre esprit. L'objectif est de programmer votre esprit pour qu'il reconnaisse les signes de rêve et devienne lucide.

Retour au Sommeil: Après avoir terminé les étapes précédentes, rendormez-vous avec l'intention de faire un rêve lucide. Gardez l'esprit concentré sur l'idée de devenir conscient dans le rêve.

La technique MILD est plus efficace lorsqu'elle est pratiquée après quelques heures de sommeil, de préférence lors d'un réveil naturel au milieu de la nuit ou le matin, lorsque les périodes de sommeil paradoxal sont plus longues et fréquentes. Cependant, vous pouvez pratiquer l'intention et la visualisation avant de vous endormir, comme une forme de préparation.

Il est important de souligner que la MILD, comme toute autre technique d'induction de rêves lucides, demande de la pratique et de la persévérance. Ne vous découragez pas si vous n'obtenez pas de résultats immédiats. Continuez à pratiquer régulièrement, en combinant la MILD avec la tenue du journal de rêves et la réalisation des tests de réalité. Avec le temps, votre capacité à faire des rêves lucides augmentera considérablement.

La méthode WILD (Wake-Initiated Lucid Dream), qui se traduit par « Rêve Lucide Initié à l'État de Veille », est une technique avancée et exigeante qui permet d'entrer dans un rêve lucide directement depuis l'état de veille, sans perdre conscience. Contrairement aux techniques qui reposent sur la reconnaissance du fait que l'on rêve (DILD - Dream-Initiated Lucid Dream), la WILD implique de maintenir la conscience pendant que le corps s'endort et que l'esprit transite vers l'état onirique.

Cette technique est considérée comme plus difficile que la MILD ou d'autres techniques de base, car elle exige un haut degré de relaxation physique et mentale, ainsi qu'un bon contrôle de l'attention. Cependant, lorsqu'elle est maîtrisée, la WILD peut offrir des expériences lucides extrêmement vives et intenses, puisque le rêveur entre dans le rêve avec une pleine conscience dès le début.

Voici les étapes de la méthode WILD :

Préparation : La WILD est généralement plus efficace lorsqu'elle est pratiquée après quelques heures de sommeil, lors d'un réveil naturel au milieu de la nuit ou le matin. Il est important d'être dans un environnement calme, silencieux et sombre, où vous ne serez pas interrompu. Allongez-vous dans une position confortable, de préférence sur le dos, les bras le long du corps.

Relaxation Profonde : Commencez par détendre profondément votre corps et votre esprit. Vous pouvez utiliser des techniques de relaxation progressive, comme contracter et relâcher chaque groupe musculaire du corps, en commençant par les orteils et en remontant jusqu'à la tête. Vous pouvez aussi pratiquer la respiration diaphragmatique, en inspirant lentement et profondément par le nez, en gonflant l'abdomen d'air, et en expirant lentement par la bouche. L'objectif est d'atteindre un état de relaxation profonde, semblable à celui qui précède le sommeil.

Concentration de l'Attention : Pendant que vous détendez votre corps, maintenez votre esprit alerte et concentré. Choisissez un point de focalisation pour votre attention. Il peut s'agir de votre respiration, des sensations de votre corps, d'un mantra (un mot ou une phrase répétée mentalement), d'une image mentale, ou des sons de l'environnement (s'il y a un son doux et constant). L'important est de maintenir votre attention concentrée sur ce point, sans vous laisser emporter par des pensées aléatoires ou des distractions.

Images Hypnagogiques : Au fur et à mesure que vous vous détendez et que vous maintenez votre concentration, il est probable que vous commenciez à expérimenter ce que l'on appelle des "images hypnagogiques". Ce sont des images, des sons, des sensations ou des pensées qui surgissent dans l'esprit lors de la transition entre l'état de veille et le sommeil. Ces images peuvent être fragmentaires, aléatoires, bizarres ou surréalistes. Observez-les passivement, sans vous y impliquer ni vous laisser emporter par elles. Restez comme un observateur, conscient que ces images sont un signe que vous vous rapprochez de l'état de rêve.

Transition vers le Rêve: Continuez à maintenir votre concentration sur votre ancre (respiration, mantra, image, etc.) et à observer les images hypnagogiques. À un moment donné, vous pouvez ressentir des sensations étranges, comme des fourmillements, des vibrations, des bourdonnements, une sensation de flottement ou de chute. Ces sensations sont normales et indiquent que votre corps s'endort tandis que votre esprit reste conscient. Ne vous en effrayez pas et n'essayez pas de contrôler ces sensations. Observez-les simplement passivement.

Entrée dans le Rêve : Si vous parvenez à maintenir votre conscience tout au long de ce processus, il arrivera un moment où les images hypnagogiques deviendront plus vives et plus cohérentes, et vous vous sentirez "aspiré" dans le rêve. Vous pouvez vous retrouver dans un décor onirique, rencontrer des personnages, entendre des sons et ressentir des sensations comme si vous y étiez réellement. À ce moment-là, vous serez dans un rêve lucide, avec la pleine conscience que vous êtes en train de rêver.

Stabilisation du Rêve: Une fois entré dans le rêve lucide, il est important de le stabiliser pour éviter de vous réveiller prématurément. Effectuez un test de réalité (comme regarder vos mains ou essayer de respirer avec le nez bouché) pour confirmer que vous êtes en train de rêver. Ensuite, engagez vos sens dans l'environnement onirique : observez les couleurs, les détails, les sons, les odeurs, les textures. Interagissez avec l'environnement, touchez des objets, parlez aux personnages. Cela vous aidera à approfondir et à prolonger le rêve lucide.

La méthode WILD demande de la pratique et de la patience. Il est fréquent que, lors des premières tentatives, vous vous endormiez sans parvenir à maintenir votre conscience, ou que vous vous réveilliez en cours de route. Ne vous découragez pas. Continuez à pratiquer régulièrement, et avec le temps, vous développerez la capacité d'entrer dans des rêves lucides directement depuis l'état de veille, en profitant d'expériences oniriques incroyablement vives et contrôlées.

Chapitre 9
Technique CAT

L'amélioration de la lucidité dans les rêves ne passe pas seulement par la pratique consciente, mais aussi par la compréhension et la manipulation de ses propres cycles de sommeil. La Technique d'Ajustement des Cycles (CAT – *Cycle Adjustment Technique*) repose précisément sur ce principe, utilisant la connaissance des rythmes naturels du sommeil pour maximiser les chances de vivre des rêves lucides. Contrairement aux méthodes d'induction directe, comme la MILD ou la WILD, la CAT agit sur la structuration des horaires de sommeil et d'éveil, en ajustant le réveil à des moments stratégiques où le sommeil paradoxal (REM) – phase associée aux rêves les plus vivaces – est à son intensité maximale. Cette approche favorise l'apparition de la lucidité de manière plus spontanée, rendant le processus plus naturel et moins dépendant de tentatives forcées de contrôle onirique.

L'efficacité de la CAT réside dans la façon dont elle réorganise la routine du sommeil, conditionnant le cerveau à se réveiller à des moments propices au rappel des rêves et à l'augmentation de la conscience en leur sein. Le principe central de la technique repose sur l'adaptation progressive des horaires de sommeil et sur l'utilisation d'interruptions stratégiques pour influencer la transition entre les cycles. Pendant la période d'application de la technique, le corps subit un ajustement progressif, développant une plus grande sensibilité à la reconnaissance des états oniriques. Ce raffinement de la perception pendant le sommeil se traduit par une augmentation naturelle de la fréquence des rêves lucides, sans nécessiter d'interventions abruptes ou de méthodes exigeant un grand effort cognitif avant de s'endormir.

L'intégration de la CAT dans la routine demande discipline et observation attentive de ses propres habitudes de sommeil. Comme chaque organisme réagit de manière unique aux changements du rythme circadien, il est essentiel que le pratiquant effectue des ajustements personnalisés tout au long du processus, en identifiant les horaires de réveil les plus efficaces et les périodes d'éveil idéales avant de retourner au sommeil. De plus, la CAT peut être potentialisée lorsqu'elle est combinée à d'autres techniques, telles que la pratique de la pleine conscience tout au long de la journée, la réalisation de tests de réalité et la tenue régulière d'un journal de rêves. Cet ensemble de stratégies non seulement renforce la mémoire onirique, mais prépare également l'esprit à reconnaître les signaux subtils qui indiquent la transition entre l'éveil et le monde des rêves, créant ainsi un environnement propice à la lucidité onirique.

La CAT se base sur le fait que le sommeil humain est composé de cycles d'environ 90 à 120 minutes, chacun traversant différentes phases, y compris le sommeil paradoxal (REM, *Rapid Eye Movement*), qui est la phase où se produisent les rêves les plus intenses. Les périodes de sommeil paradoxal ont tendance à s'allonger et à devenir plus fréquentes au fur et à mesure que la nuit avance. La technique CAT cherche à tirer parti de ces périodes de sommeil paradoxal plus longues, augmentant ainsi la probabilité de se réveiller pendant l'une d'elles et, par conséquent, d'avoir plus de chances de se souvenir des rêves et d'induire la lucidité.

Instructions détaillées pour la technique CAT :

Déterminer son temps de sommeil habituel : Pendant une semaine, observez et notez l'heure à laquelle vous vous couchez habituellement et l'heure à laquelle vous vous réveillez naturellement, sans l'aide d'un réveil. Calculez la moyenne d'heures de sommeil par nuit. Ce sera votre temps de sommeil habituel.

Ajuster l'heure du coucher : Choisissez un jour de la semaine (généralement un jour de congé, comme le samedi ou le dimanche) pour appliquer la technique. La veille de ce jour, couchez-vous 90 minutes plus tôt que votre heure habituelle. Par exemple, si vous vous couchez normalement à 23h et vous vous réveillez à 7h (8 heures de sommeil), couchez-vous à 21h30.

Ajuster l'heure du réveil : Réglez votre réveil pour qu'il sonne après votre temps de sommeil habituel, moins 90 minutes. En suivant l'exemple précédent, si votre temps de sommeil habituel est de 8 heures, réglez le réveil à 6h30 (8 heures - 90 minutes = 6h30). Autrement dit, si vous vous réveillez habituellement à 7h00, le réveil doit sonner à 5h30.

Rester éveillé : Lorsque le réveil sonne, levez-vous du lit et restez éveillé pendant 30 à 60 minutes. Pendant ce temps, vous pouvez lire sur les rêves lucides, pratiquer la méditation, écrire dans votre journal de rêves ou vous livrer à toute autre activité relaxante qui n'implique pas d'écrans lumineux (tels que téléphone portable, ordinateur ou télévision).

Retourner dormir : Après la période d'éveil, retournez dormir. C'est pendant cette période, après l'ajustement du cycle de sommeil, que vous aurez le plus de chances d'avoir des rêves lucides, surtout si vous combinez la CAT avec d'autres techniques, comme la MILD ou la WILD.

Répéter le processus : Répétez ce processus pendant quelques jours consécutifs, ou chaque fois que vous souhaitez augmenter vos chances d'avoir des rêves lucides.

La logique derrière la CAT est qu'en vous réveillant 90 minutes avant votre heure habituelle, vous interrompez un cycle de sommeil à un moment où le sommeil paradoxal est le plus probable. En restant éveillé pendant une courte période puis en retournant dormir, vous augmentez la probabilité d'entrer directement dans une période de sommeil paradoxal, ce qui favorise l'apparition de rêves lucides.

Il est important de souligner que la CAT, comme d'autres techniques, nécessite de la pratique et de l'adaptation. L'ajustement du cycle de sommeil peut être un peu inconfortable au début, mais avec le temps, votre corps s'y habituera. Observez comment votre corps réagit à la technique et ajustez les temps en fonction de vos besoins. Certaines personnes peuvent avoir besoin d'une période d'éveil plus courte ou plus longue, ou d'un ajustement d'horaire différent.

La CAT est une technique complémentaire qui peut être utilisée en conjonction avec d'autres techniques d'induction de rêves lucides, potentialisant ainsi leurs effets. En optimisant votre cycle de sommeil, vous créez un terrain fertile pour l'exploration consciente du monde onirique.

Chapitre 10
La Technique WBTB

La transition entre l'éveil et le sommeil peut être utilisée de manière stratégique pour accroître les chances de vivre des rêves lucides, et la technique du "Wake-Back-to-Bed" (WBTB) est l'une des plus efficaces en la matière. Fondée sur la compréhension des cycles naturels du sommeil, la WBTB tire parti de la tendance du cerveau à entrer plus rapidement en sommeil paradoxal (REM) – la phase où les rêves les plus vivaces se produisent – après une brève période d'éveil. Cette approche crée un moment idéal pour appliquer d'autres techniques d'induction de la lucidité, comme la MILD ou la WILD, en potentialisant leur efficacité. Plus qu'une simple interruption du sommeil, cette technique requiert une planification et une exécution soignées pour garantir que le réveil temporaire favorise un retour au sommeil avec une conscience accrue.

Le succès de la WBTB est directement lié à l'équilibre entre le temps de sommeil, d'éveil et de relaxation. Pour l'appliquer correctement, il est nécessaire de se réveiller à un moment stratégique de la nuit, généralement après quatre à six heures de repos, période pendant laquelle le cycle REM s'allonge. Durant la période d'éveil, qui peut varier de 20 à 60 minutes selon l'adaptation individuelle, des activités douces, comme la lecture sur les rêves lucides, la relecture du journal de rêves et la pratique de tests de réalité, aident à renforcer l'intention d'obtenir la lucidité au retour au sommeil. Il est essentiel d'éviter les stimulations excessives, comme l'exposition à la lumière bleue des écrans ou les activités trop stimulantes, pour ne pas compromettre le retour au sommeil et maintenir l'état mental adéquat pour que la technique fonctionne efficacement.

Au retour au lit, la dernière phase de la technique consiste à maintenir l'attention sur l'intention de devenir lucide durant le prochain rêve. Des techniques complémentaires, comme la répétition d'affirmations ou la visualisation de scénarios oniriques, aident à consolider cet objectif. La pratique régulière de la WBTB n'augmente pas seulement la probabilité d'atteindre la lucidité, mais améliore également la capacité à se souvenir et à comprendre ses propres rêves. Combinée à d'autres stratégies, comme le journal de rêves et la pleine conscience tout au long de la journée, cette technique devient un outil puissant pour explorer l'esprit pendant le sommeil, permettant une expérience de plus en plus consciente et immersive dans l'univers onirique.

La WBTB repose sur le principe que les périodes de sommeil paradoxal (REM, Rapid Eye Movement), la phase du sommeil où se produisent les rêves les plus vivaces, deviennent plus longues et plus fréquentes au fur et à mesure que la nuit avance. En se réveillant après quelques heures de sommeil, en restant éveillé pendant une courte période, puis en se rendormant, on augmente considérablement la probabilité d'entrer directement dans une période de sommeil paradoxal et, par conséquent, de faire un rêve lucide.

Mise en œuvre de la technique WBTB, étape par étape :

Préparation : Avant de vous coucher, réglez un réveil pour qu'il sonne après environ 4 à 6 heures de sommeil. Le moment idéal peut varier d'une personne à l'autre, mais en général, se réveiller après 5 ou 6 heures de sommeil est souvent plus efficace, car cela coïncide avec une période où les cycles de sommeil paradoxal sont plus longs.

Réveil : Lorsque le réveil sonne, levez-vous du lit. Il est important de sortir du lit pour vous assurer que vous êtes bien réveillé et que vous ne vous rendormirez pas immédiatement. Évitez les lumières fortes et les écrans lumineux (téléphone portable, ordinateur, télévision), car ils peuvent interférer avec la production de mélatonine, l'hormone du sommeil, et rendre le retour au sommeil plus difficile.

Période d'éveil : Restez éveillé pendant une période allant de 20 à 60 minutes. La durée idéale varie d'une personne à l'autre et peut être ajustée avec la pratique. Pendant ce temps, consacrez-vous à des activités relaxantes et liées aux rêves lucides. Voici quelques suggestions :

Lire sur les rêves lucides (livres, articles, témoignages).

Écrire dans votre journal de rêves, en vous remémorant vos rêves précédents et en identifiant les signes de rêve.

Pratiquer la méditation ou la visualisation, en vous concentrant sur l'intention de faire un rêve lucide.

Effectuer des tests de réalité.

Planifier ce que vous aimeriez faire lors de votre prochain rêve lucide.

Évitez les activités stimulantes, comme regarder la télévision, jouer à des jeux vidéo ou utiliser votre téléphone portable, car elles peuvent rendre le retour au sommeil plus difficile et diminuer l'efficacité de la technique.

Retour au sommeil : Après la période d'éveil, retournez au lit avec l'intention de faire un rêve lucide. Détendez votre corps et votre esprit, et pratiquez la technique d'induction de votre choix (MILD, WILD, ou autre). La WBTB augmente considérablement l'efficacité de ces techniques, car vous vous rendormez à un moment où votre cerveau est plus susceptible d'entrer en sommeil paradoxal.

Maintenir l'intention : Pendant que vous vous endormez, restez concentré sur votre intention de devenir lucide. Visualisez-vous en train de faire un rêve lucide, de réaliser des tests de réalité et d'explorer le monde onirique en toute conscience.

La WBTB est une technique simple mais puissante, qui peut être facilement intégrée à votre routine. Cependant, il est important de prendre quelques précautions :

Ne pas exagérer la durée de la période d'éveil : Si vous restez éveillé trop longtemps, vous risquez d'avoir du mal à vous rendormir et de vous sentir fatigué le lendemain.

Ne pas se forcer à rester éveillé : Si vous avez très sommeil pendant la période d'éveil, il est préférable de vous rendormir plus tôt.

Adapter la technique à vos besoins : La durée du sommeil avant le réveil et la durée de la période d'éveil peuvent être ajustées en fonction de vos préférences et de la façon dont votre corps réagit à la technique.

La WBTB est un excellent outil pour ceux qui souhaitent augmenter leurs chances de faire des rêves lucides. Combinée à d'autres techniques d'induction et à la pratique régulière du journal de rêves et des tests de réalité, la WBTB peut ouvrir les portes à l'exploration consciente du monde fascinant des rêves.

Chapitre 11
La Réalité Mise à l'Épreuve

L'esprit humain, à l'état de veille, fonctionne selon des schémas prévisibles. Mais dans le monde des rêves, ces schémas peuvent se fragmenter, devenir incohérents. La différence fondamentale entre la veille et l'état onirique réside dans la logique qui sous-tend notre perception de la réalité. Au quotidien, nous nous fions à notre mémoire et à nos sens pour valider ce qui nous entoure, sans remettre en question la véracité de l'environnement. Pourtant, en rêvant, ces éléments peuvent subir des distorsions, subtiles ou extrêmes, créant un scénario où l'improbable devient banal.

C'est ici qu'interviennent les tests de réalité, un outil essentiel pour explorer cette différence et atteindre la lucidité dans les rêves. Ils permettent au pratiquant de développer un sens critique continu sur son existence, rompant avec l'acceptation automatique de la réalité et encourageant une investigation constante de l'environnement. Avec le temps, cette habitude mentale se consolide, permettant à cette même attitude interrogative de se manifester dans les rêves, où les incohérences perceptives deviennent évidentes et révèlent la véritable nature de l'état onirique.

Le processus de réalisation des tests de réalité n'est pas un simple acte mécanique. C'est une pratique qui exige une attention pleine et entière, un engagement cognitif. L'esprit doit être entraîné à reconnaître des schémas et à rechercher des anomalies susceptibles de trahir un rêve. À l'état de veille, les phénomènes physiques obéissent à des règles fixes et immuables : un interrupteur fonctionne de manière constante, la lecture d'un texte reste stable, la gravité agit uniformément. Dans le rêve, ces mêmes règles deviennent malléables : les objets changent de forme, les phrases se modifient à la relecture, la gravité se comporte de façon erratique.

Chaque test de réalité doit donc être exécuté avec une intention véritable et un regard critique, en évitant les automatismes qui compromettraient son efficacité. Ce n'est qu'en incorporant un doute sincère à l'acte de questionner la réalité que le pratiquant pourra transposer cette pratique dans ses rêves, augmentant considérablement ses chances d'atteindre la lucidité.

La construction d'une habitude efficace repose sur la régularité et la variété des tests de réalité. Les intégrer à des moments routiniers, comme franchir une porte, vérifier l'heure ou regarder ses mains, crée des déclencheurs mentaux qui renforcent la pratique. Cependant, répéter toujours le même test peut conduire à une adaptation inconsciente, réduisant son impact. Alterner les méthodes, tester de nouvelles approches et être attentif aux moments où la réalité semble légèrement incohérente aide à maintenir l'esprit en alerte.

Lorsque cette pratique se transfère dans le monde des rêves, les signes d'incohérence deviennent clairs, permettant à l'individu de percevoir la véritable nature de l'expérience et de prendre le contrôle de son propre rêve. La maîtrise de cette technique, alliée à d'autres stratégies, comme le journal des rêves et la pratique de la pleine conscience, constitue la base d'un voyage toujours plus profond dans l'univers des rêves lucides.

L'efficacité des tests de réalité réside dans la différence de fonctionnement entre le monde éveillé et le monde onirique. Alors que la réalité physique suit des lois cohérentes et prévisibles, la réalité des rêves est fluide, changeante et souvent illogique. Un test qui fonctionne d'une certaine manière à l'état de veille peut avoir un résultat complètement différent ou inattendu dans un rêve, révélant sa nature illusoire.

Utilisation Correcte des Tests de Réalité :

La clé du succès des tests de réalité n'est pas la quantité, mais la qualité avec laquelle ils sont réalisés. Il ne suffit pas d'exécuter les actions mécaniquement ; il faut avoir une intention sincère de questionner la réalité, d'être présent dans l'instant et d'observer attentivement les résultats.

Lorsque vous réalisez un test de réalité, suivez ces étapes :

Intention : Avant de réaliser le test, arrêtez-vous un instant et demandez-vous sincèrement : "Suis-je en train de rêver ?". Ne répondez pas automatiquement. Laissez la question résonner dans votre esprit.

Action : Exécutez le test de réalité choisi (voir les exemples au Chapitre 6). Faites-le en pleine conscience, en observant chaque détail du processus.

Observation : Observez attentivement le résultat du test. Correspond-il à ce que vous attendriez dans le monde éveillé ? Ou y a-t-il quelque chose d'étrange, d'illogique ou d'impossible qui se produit ?

Conclusion : Sur la base du résultat du test, déterminez si vous êtes éveillé ou en train de rêver. Même si le résultat indique que vous êtes éveillé, renforcez l'intention de vous souvenir de réaliser des tests de réalité dans vos rêves.

Fréquence Idéale des Tests de Réalité :

Il n'y a pas de nombre magique de fois où vous devriez réaliser des tests de réalité par jour. L'important est de les faire régulièrement, à différents moments et dans différentes situations. Un bon objectif initial est de réaliser 5 à 10 tests de réalité par jour, répartis sur la journée.

Voici quelques suggestions de moments pour réaliser des tests de réalité :

Au réveil (avant même de vous lever du lit).

Avant et après les repas.

En entrant et en sortant d'une pièce ou d'un bâtiment.

En rencontrant un ami ou un membre de la famille.

Lorsque vous êtes confronté à quelque chose d'inhabituel ou d'inattendu.

Lorsque vous effectuez une action routinière (comme vous laver les mains, ouvrir une porte, etc.).

Lorsque vous lisez ou regardez quelque chose en rapport avec les rêves lucides.

Chaque fois que vous vous en souvenez.

Variation des Tests de Réalité :

Il est recommandé de varier les tests de réalité que vous utilisez. Si vous utilisez toujours le même test, vous risquez d'automatiser l'action et de perdre l'intention sincère de questionner la réalité. Alternez entre les différents tests (voir Chapitre 6), choisissez ceux qui fonctionnent le mieux pour vous et ajoutez de nouveaux tests à votre pratique.

Tests de Réalité et Rêves Lucides :

Avec une pratique régulière, les tests de réalité deviendront une habitude ancrée dans votre esprit. Cette habitude se transférera dans vos rêves, et vous commencerez à réaliser les tests spontanément pendant votre sommeil. En percevant l'incohérence du résultat dans le monde onirique, vous aurez une prise de conscience : "Je suis en train de rêver !". C'est le moment de la lucidité.

Rappelez-vous que les tests de réalité ne sont qu'un outil. Ils ne garantissent pas la lucidité, mais ils augmentent considérablement les chances de l'atteindre. Combinez la pratique des tests de réalité avec la tenue d'un journal de rêves, la pratique de techniques d'induction (MILD, WILD, WBTB) et la culture de la pleine conscience (mindfulness) pour obtenir les meilleurs résultats.

Chapitre 12
Méditation Onirique

L'esprit humain fonctionne dans un flux constant de pensées, d'émotions et de stimulations sensorielles, créant un état de distraction qui, bien souvent, obscurcit la perception consciente. Pourtant, à travers l'histoire, diverses traditions spirituelles et philosophiques ont découvert que la méditation pouvait agir comme un pont entre l'état de veille et le monde des rêves, ouvrant la voie à un état de conscience élargi qui transcende les barrières de la perception ordinaire. Lorsqu'elle est appliquée à la pratique des rêves lucides, la méditation facilite non seulement la reconnaissance de l'expérience onirique, mais renforce également la stabilité et le contrôle du rêveur au sein de cet univers fluide. En cultivant la pleine conscience, la régulation émotionnelle et en fortifiant la mémoire, cette pratique millénaire devient un instrument précieux pour ceux qui cherchent à approfondir leur exploration du monde des rêves.

En entraînant l'esprit à demeurer présent dans l'instant, la méditation réduit la dispersion mentale et favorise une conscience plus aiguë de la réalité, un élément crucial pour le développement de la lucidité onirique. L'habitude d'observer les pensées sans s'y laisser emporter se transfère naturellement aux rêves, rendant plus aisé le repérage des incohérences dans l'environnement onirique. De plus, la méditation renforce la capacité à rester calme face à des stimulations inattendues, diminuant ainsi la probabilité d'un réveil abrupt causé par une excitation excessive à la prise de conscience que l'on est en train de rêver. Cette stabilité émotionnelle permet également au rêveur d'interagir avec le scénario du rêve de manière plus contrôlée, prolongeant l'expérience et en explorant les possibilités de façon plus consciente.

Un autre bienfait essentiel de la méditation dans la pratique des rêves lucides réside dans son influence sur la mémoire. En réduisant la turbulence mentale et en améliorant la capacité de rétention des informations, la méditation contribue au rappel des rêves et à l'identification de schémas récurrents, des facteurs fondamentaux pour qui souhaite atteindre la lucidité plus fréquemment. Cette amélioration de la mémoire, alliée au développement de la pleine conscience, renforce la connexion entre l'état de veille et le monde des rêves, permettant au pratiquant d'établir une continuité entre les deux réalités. En intégrant la méditation à d'autres techniques d'induction, comme les tests de réalité et la tenue d'un journal de rêves, il est possible de créer un socle solide pour des expériences oniriques plus lucides, stables et enrichissantes.

La méditation, sous ses diverses formes, implique un entraînement de l'attention et le développement de la pleine conscience de l'instant présent (mindfulness). Cette pratique régulière apaise l'esprit, réduit le flux de pensées aléatoires et augmente la capacité de concentration et de focalisation. Ces bienfaits s'étendent au monde des rêves, facilitant la reconnaissance de la lucidité et le contrôle de l'expérience onirique.

Comment la méditation favorise la lucidité :

Augmentation de la Conscience : La méditation, en particulier la pratique de la pleine conscience (mindfulness), cultive la capacité d'observer ses propres pensées, émotions et sensations sans jugement ni attachement. Cette conscience accrue se transfère à l'état de rêve, rendant plus facile la perception des indices que l'on est en train de rêver et, par conséquent, l'atteinte de la lucidité.

Réduction de la Réactivité : La méditation aide à réduire la réactivité émotionnelle, c'est-à-dire la tendance à réagir automatiquement à des stimulations internes ou externes. Dans le contexte des rêves, cela signifie que le rêveur est moins susceptible de se laisser emporter par des émotions intenses ou par des événements bizarres, ce qui pourrait entraver la reconnaissance de la lucidité.

Amélioration de la Mémoire : La pratique régulière de la méditation a été associée à des améliorations de la mémoire, tant de la mémoire de travail (la capacité à retenir des informations pendant de courtes périodes) que de la mémoire à long terme. Une mémoire plus vive facilite le rappel des rêves, ce qui est fondamental pour le développement de la lucidité et pour l'analyse des schémas oniriques dans le journal de rêves.

Plus Grande Clarté Mentale : La méditation favorise un état de clarté mentale, réduisant le "brouillard mental" et le flux incessant de pensées. Cette clarté facilite la perception des détails de l'environnement onirique et la reconnaissance des incongruités qui peuvent indiquer que l'on est en train de rêver.

Comment la méditation favorise la stabilité onirique :

Contrôle de l'Attention : La méditation entraîne la capacité à diriger et à maintenir l'attention sur un objet spécifique (comme la respiration, un mantra ou une image mentale). Ce contrôle de l'attention est crucial pour maintenir la lucidité dans un rêve, évitant que le rêveur ne se laisse distraire par des stimulations oniriques ou qu'il ne perde conscience et ne retombe dans un rêve ordinaire.

Équanimité Émotionnelle : La méditation cultive l'équanimité, la capacité à rester calme et serein face à des émotions intenses ou à des situations difficiles. Dans les rêves lucides, l'équanimité aide à éviter l'excitation excessive, qui peut conduire à un réveil prématuré, et à gérer les émotions négatives, comme la peur, qui peuvent déstabiliser le rêve.

Présence dans l'Instant : La pratique de la pleine conscience (mindfulness) ancre la conscience dans le moment présent, réduisant la tendance de l'esprit à vagabonder ou à se préoccuper de l'avenir. Cette présence dans l'instant est essentielle pour maintenir la lucidité dans un rêve, permettant au rêveur de profiter pleinement de l'expérience et d'explorer l'environnement onirique en toute conscience.

Pratique de la Méditation Onirique :

Il n'existe pas de forme unique de "méditation onirique". Vous pouvez adapter les techniques de méditation traditionnelles au contexte des rêves lucides. Voici quelques suggestions :

Méditation de la Pleine Conscience (Mindfulness) : Avant de vous endormir, pratiquez la méditation de la pleine conscience, en vous concentrant sur votre respiration, les sensations de votre corps ou les sons de l'environnement. Visualisez-vous en train de devenir lucide dans un rêve.

Méditation de la Visualisation : Visualisez-vous dans un rêve lucide, en train de réaliser des tests de réalité, d'explorer l'environnement onirique et d'interagir avec les personnages.

Méditation avec Mantras : Répétez mentalement un mantra lié aux rêves lucides, comme "Je suis en train de rêver" ou "Je suis conscient".

Méditation Guidée : Utilisez des enregistrements audio de méditation guidée axés sur les rêves lucides.

La méditation est une pratique complémentaire aux techniques d'induction de rêves lucides et aux tests de réalité. En cultivant la conscience, l'attention, l'équanimité et la clarté mentale, la méditation renforce les fondations pour l'exploration consciente du monde des rêves, rendant le voyage onirique plus riche, profond et transformateur.

Chapitre 13
Un Cadre Idéal

La qualité de notre sommeil ne dépend pas seulement du temps que nous passons à dormir, mais aussi des conditions qui entourent cet état essentiel à notre équilibre mental et physique. L'environnement dans lequel nous dormons joue un rôle fondamental dans la profondeur de notre repos et dans l'apparition de rêves vivaces. L'aménagement d'un espace propice au sommeil peut influencer directement notre capacité à atteindre la lucidité onirique, car des facteurs externes, tels que l'éclairage, la température et le bruit, affectent la transition entre les stades du sommeil et la durée de la phase paradoxale (REM), pendant laquelle les rêves deviennent plus intenses et plus clairs. Un environnement optimisé favorise non seulement la relaxation profonde nécessaire pour atteindre des états de lucidité, mais réduit également les interférences qui peuvent fragmenter le sommeil ou limiter notre capacité à nous souvenir de nos rêves au réveil.

Au-delà de l'aspect physique de l'environnement, la préparation mentale avant de dormir exerce également une influence sur la qualité de l'expérience onirique. Des éléments visuels et symboliques peuvent servir de déclencheurs pour le subconscient, contribuant à renforcer l'intention d'atteindre la lucidité pendant les rêves. La présence d'objets significatifs dans la chambre, comme un journal de rêves accessible, des images inspirantes ou des symboles liés à l'univers onirique, peut renforcer la connexion entre la réalité éveillée et l'expérience du rêve. La pratique de techniques de relaxation avant de dormir, comme la méditation ou des exercices de respiration profonde, contribue à l'induction d'un état de sérénité mentale, facilitant ainsi une immersion plus consciente dans le monde des rêves.

Un autre aspect essentiel dans la création d'un environnement idéal pour les rêves lucides est la régularité des habitudes de sommeil. Établir une routine régulière, en se couchant et en se levant à des heures similaires chaque jour, permet au corps de s'ajuster naturellement aux cycles de sommeil, maximisant ainsi le temps consacré au sommeil paradoxal. Des stratégies telles que la technique du « Réveil-Retour au Lit » (WBTB) exploitent le moment où les rêves sont les plus longs et les plus fréquents, augmentant ainsi les chances de lucidité. Des ajustements dans les habitudes nocturnes, comme éviter la lumière bleue avant de dormir, réduire les stimuli stressants et privilégier une alimentation légère le soir, peuvent également optimiser la transition vers le sommeil profond et, par conséquent, vers des expériences oniriques plus nettes et plus contrôlables. En harmonisant l'environnement extérieur avec une préparation mentale adéquate et une routine cohérente, on crée un cadre propice à l'exploration du plein potentiel des rêves lucides.

Configuration de l'Environnement :

La chambre à coucher est votre sanctuaire du sommeil, le portail vers le monde des rêves. Il est donc important qu'elle soit un environnement qui favorise la détente, la tranquillité et la sécurité, des conditions essentielles à l'induction de rêves lucides.

Obscurité : L'obscurité est fondamentale pour la production de mélatonine, l'hormone du sommeil, qui régule le cycle veille-sommeil. Assurez-vous que votre chambre soit aussi sombre que possible. Utilisez des rideaux occultants, calfeutrez les fentes de lumière, couvrez ou éteignez les appareils électroniques qui émettent de la lumière (comme les LED de veille). Si nécessaire, utilisez un masque de sommeil.

Silence : Le silence est tout aussi important pour un sommeil réparateur et pour l'induction de rêves lucides. Les bruits extérieurs peuvent perturber le sommeil, rendre la concentration difficile et même empêcher l'apparition de rêves lucides. Si vous vivez dans un endroit bruyant, envisagez d'utiliser des bouchons d'oreille ou un générateur de bruit blanc (un son constant et monotone qui masque les autres bruits).

Température : La température idéale de la chambre pour dormir varie d'une personne à l'autre, mais en général, un environnement légèrement frais (entre 18 °C et 22 °C) est plus propice au sommeil qu'un environnement chaud. Réglez la température de votre chambre selon vos préférences, mais évitez les extrêmes de chaleur ou de froid.

Confort : Le confort est essentiel pour un sommeil de qualité. Investissez dans un matelas, des oreillers et du linge de lit confortables et adaptés à vos besoins.

Assurez-vous que votre chambre soit propre, bien rangée et exempte de distractions.

Sécurité : Se sentir en sécurité dans son environnement de sommeil est crucial pour se détendre et s'abandonner au monde des rêves. Assurez-vous que les portes et les fenêtres sont verrouillées, et si cela vous rassure, vous pouvez laisser une veilleuse faible allumée.

Stimuli oniriques : Bien que l'obscurité et le silence soient importants, vous pouvez utiliser des stimuli qui vous rappellent vos rêves. Un attrape-rêves ou tout autre objet peut servir de rappel de cette intention.

Horaires Idéaux :

L'heure du coucher joue également un rôle important dans l'induction des rêves lucides. Comme mentionné précédemment, les périodes de sommeil paradoxal, durant lesquelles les rêves les plus vivaces se produisent, ont tendance à devenir plus longues et plus fréquentes au fur et à mesure que la nuit avance.

Cycle de Sommeil Régulier : Maintenir un cycle de sommeil régulier, en se couchant et en se levant aux mêmes heures tous les jours (y compris le week-end), aide à réguler l'horloge biologique et à optimiser les cycles de sommeil paradoxal.

Techniques WBTB et CAT : Les techniques de « Réveil-Retour au Lit » (WBTB) et d'« Ajustement du Cycle » (CAT) (détaillées dans les chapitres précédents) exploitent précisément les moments où les périodes de sommeil paradoxal sont les plus longues. En vous réveillant après quelques heures de sommeil et en vous rendormant, vous augmentez la probabilité d'entrer directement dans une phase de sommeil paradoxal.

Siestes : De courtes siestes (de 20 à 30 minutes) pendant la journée peuvent augmenter la probabilité de faire des rêves lucides, surtout si vous pratiquez la technique MILD (« Induction Mnémonique de Rêves Lucides ») avant de faire la sieste.

Éviter l'alcool et la caféine: Évitez de consommer de l'alcool et de la caféine avant de vous coucher. Ces substances peuvent perturber la qualité du sommeil, réduire la durée des périodes de sommeil paradoxal et entraver l'apparition de rêves lucides.

Bien qu'il n'y ait pas d'« heure magique » pour faire des rêves lucides, la combinaison d'un environnement propice au sommeil et l'optimisation des horaires de sommeil, en se concentrant sur les périodes de sommeil paradoxal les plus longues, peuvent augmenter considérablement vos chances de succès. N'oubliez pas que chaque personne est différente, et ce qui fonctionne le mieux pour une personne peut ne pas fonctionner pour une autre. Expérimentez différentes configurations d'environnement et d'horaires de sommeil, observez comment votre corps réagit et adaptez les stratégies à vos propres besoins.

Chapitre 14
Journal Onirique

L'esprit humain traite quotidiennement une multitude d'informations, et les rêves sont une manifestation de ce vaste flux d'expériences, d'émotions et de pensées. Cependant, la nature éphémère des rêves fait qu'ils se dissipent souvent rapidement au réveil, ne laissant que des fragments vagues et décousus. Pour ceux qui cherchent à mieux comprendre leur propre monde onirique et à développer la capacité d'avoir des rêves lucides, la pratique du journal de rêves devient un outil essentiel. Plus qu'un simple enregistrement, il fonctionne comme un instrument de connaissance de soi, permettant d'identifier les schémas récurrents, les symboles significatifs et les émotions prédominantes. Par l'écriture, le rêveur renforce sa mémoire onirique et établit un pont entre l'état de veille et l'univers des rêves, créant un cycle continu d'apprentissage et d'exploration.

L'efficacité du journal de rêves est directement liée à la manière dont les enregistrements sont effectués. Il ne suffit pas de noter un résumé vague ou généralisé ; il est crucial de capturer les détails sensoriels, les émotions vécues et tout élément qui semble particulier ou marquant. Plus la description est riche et détaillée, plus la capacité de se souvenir des rêves et de reconnaître des schémas au fil du temps est grande. De plus, la pratique régulière de l'écriture stimule le cerveau à accorder plus d'importance aux expériences oniriques, augmentant ainsi la fréquence et la clarté des rêves remémorés. Cette approche structurée permet au rêveur de se familiariser avec les éléments qui apparaissent fréquemment dans ses rêves, facilitant la reconnaissance des « signes de rêve » – des indices qui indiquent que l'on est en train de rêver et qui peuvent être utilisés pour atteindre la lucidité.

Un autre aspect crucial du journal de rêves est sa fonction analytique. En relisant et en comparant les enregistrements au fil du temps, il devient possible d'identifier les tendances, les archétypes et les thèmes qui reflètent les aspects de l'inconscient. Les rêves peuvent contenir des messages symboliques, représenter des défis internes ou même offrir des solutions créatives aux problèmes de la vie éveillée. Avec le temps, des schémas émergent, révélant des dynamiques émotionnelles et cognitives qui peuvent être travaillées consciemment. Pour ceux qui souhaitent améliorer leurs compétences en matière de rêves lucides, l'analyse systématique des enregistrements permet une meilleure compréhension de leurs propres déclencheurs oniriques et des conditions idéales pour la manifestation de la lucidité. Ainsi, le journal de rêves devient plus qu'un simple carnet de notes : il se transforme en une carte personnelle de l'univers onirique, guidant le rêveur dans un voyage de connaissance de soi et de découverte.

Techniques de Prise de Notes :

Immédiateté : Notez vos rêves immédiatement après le réveil, même si c'est au milieu de la nuit. La mémoire des rêves est extrêmement fragile et s'évanouit rapidement. Gardez votre journal (carnet, application ou enregistreur) toujours à portée de main, à côté du lit.

Détails Sensoriels : Ne vous limitez pas à décrire l'intrigue du rêve. Capturez tous les détails sensoriels dont vous vous souvenez :

Visuels : Couleurs, formes, objets, personnes, décors, lumières, ombres.

Auditifs : Sons, musiques, voix, bruits.

Tactiles : Textures, températures, sensations physiques.

Olfactifs : Odeurs, arômes.

Gustatifs : Saveurs, goûts.

Émotions : Les émotions sont un élément fondamental de l'expérience onirique. Notez les émotions que vous avez ressenties pendant le rêve, même si elles semblent décousues ou contradictoires. Utilisez des mots précis pour décrire vos émotions (par exemple, au lieu de « heureux », utilisez « euphorique », « joyeux », « serein »).

Pensées et Dialogues : Notez les pensées que vous avez eues pendant le rêve, les dialogues qui ont eu lieu (même s'ils sont fragmentés ou dénués de sens) et toute idée ou intuition qui a surgi.

Titre et Date : Donnez un titre au rêve, qui résume son essence ou met en évidence un élément important. Notez la date et l'heure de votre réveil.

Symboles et Métaphores : Faites attention aux symboles et métaphores qui apparaissent dans vos rêves.

Ils peuvent avoir des significations personnelles ou archétypales (voir le chapitre 5 sur la psychologie des rêves). Notez vos impressions et associations concernant ces symboles.

Dessins et Diagrammes : Si vous avez du mal à décrire quelque chose visuellement, faites un dessin, un diagramme ou un schéma. Ne vous souciez pas de la qualité artistique ; le but est de capturer l'essence de l'image.

Fragments : Même si vous ne vous souvenez que de fragments du rêve, notez-les. De petits détails peuvent déclencher le souvenir d'autres éléments du rêve.

Rêves récurrent: Si vous avez des rêves qui se répètent, faites attention, car ils peuvent révéler des questions importantes.

Techniques d'Analyse :

Relecture Régulière : Relisez votre journal de rêves régulièrement, de préférence chaque semaine ou chaque mois. Cela vous aidera à identifier les schémas, les thèmes récurrents, les symboles significatifs et à suivre votre progression dans la pratique des rêves lucides.

Identification des Schémas : Recherchez les schémas dans vos rêves :

Thèmes récurrents : Quels sont les thèmes qui apparaissent le plus souvent dans vos rêves (par exemple, voler, tomber, être poursuivi, perdre ses dents) ?

Personnages récurrents : Y a-t-il des personnages qui apparaissent de manière répétée dans vos rêves ? Qui sont-ils ? Que représentent-ils pour vous ?

Émotions prédominantes : Quelles sont les émotions que vous ressentez le plus souvent dans vos rêves ?

Décors récurrents : Y a-t-il des lieux que vous visitez régulièrement dans vos rêves ?

Connexions avec la Vie Éveillée : Essayez d'établir des liens entre vos rêves et votre vie éveillée. Vos rêves reflètent-ils vos préoccupations, vos désirs, vos peurs, vos conflits intérieurs ou vos expériences récentes ?

Interprétation des Symboles : Recherchez la signification des symboles qui apparaissent dans vos rêves, à la fois dans les dictionnaires de symboles et dans les sources de la psychologie jungienne. N'oubliez pas, cependant, que la signification des symboles est très personnelle et peut varier d'une personne à l'autre.

Questions Clés : Posez-vous des questions sur vos rêves :

Quelle est la signification de ce rêve pour moi ?

Que m'apprend ce rêve sur moi-même ?

Comment puis-je appliquer les intuitions de ce rêve à ma vie ?

Ce rêve me donne-t-il des indices sur la manière d'avoir des rêves lucides ?

Signes de Rêve : Identifiez les « signes de rêve » qui sont les plus courants dans vos rêves. Ces signes sont des éléments qui indiquent que vous êtes en train de rêver (par exemple, des choses impossibles, des personnes décédées, des situations bizarres). En vous familiarisant avec vos signes de rêve, vous augmenterez la probabilité de les reconnaître pendant un rêve et, ainsi, de devenir lucide.

Le journal de rêves, lorsqu'il est utilisé de manière cohérente et avec les techniques appropriées de prise de notes et d'analyse, devient une carte de votre monde intérieur, un guide pour l'exploration de votre inconscient et un allié puissant dans le voyage vers la maîtrise des rêves lucides.

Chapitre 15
Cycles Ajustés

Le sommeil humain suit un rythme naturel, régulé par le cycle circadien, qui détermine nos moments d'éveil et de repos sur une période de 24 heures. Cependant, au sein de ce cycle principal, il existe des subdivisions appelées cycles de sommeil, d'une durée d'environ 90 à 120 minutes chacun, et composés de différentes phases.

Pour ceux qui cherchent à améliorer leur pratique des rêves lucides, comprendre et ajuster ces cycles devient une stratégie puissante. Bien que les techniques d'induction directes puissent être efficaces, la manipulation du schéma de sommeil permet de créer des conditions favorables à la lucidité, en augmentant le temps passé en sommeil paradoxal (REM) et en améliorant la mémorisation des rêves. En alignant les heures de sommeil sur la biologie naturelle du corps, il est possible d'intensifier la clarté et la stabilité des expériences oniriques, facilitant ainsi l'éveil de la conscience au sein même du rêve.

Chaque phase du sommeil joue un rôle spécifique dans le fonctionnement du cerveau et du corps. Les premiers stades du cycle impliquent une relaxation progressive et un ralentissement des fonctions corporelles, préparant l'organisme à un repos profond. Pendant le sommeil lent profond, la régénération cellulaire et la consolidation de la mémoire ont lieu, fondamentales pour la santé physique et mentale. Cependant, c'est pendant la phase REM que les rêves les plus vifs se produisent, caractérisés par une activité cérébrale intense et des mouvements oculaires rapides. Au fur et à mesure que la nuit avance, les périodes de sommeil REM deviennent plus longues et plus fréquentes, ce qui signifie que les dernières heures de repos nocturne sont les plus propices à l'apparition de rêves lucides. Comprendre cette dynamique permet d'ajuster stratégiquement les heures de sommeil, maximisant ainsi l'exposition au sommeil REM et augmentant les chances d'atteindre la conscience dans les rêves.

    Ajuster son cycle de sommeil implique bien plus que simplement dormir plus ou moins d'heures ; il s'agit de synchroniser son repos avec les phases idéales pour la lucidité onirique. Des techniques telles que le Wake-Back-to-Bed (WBTB), qui consiste à se réveiller après quelques heures de sommeil et à se rendormir pendant la période où le sommeil REM est le plus fréquent, peuvent considérablement potentialiser les résultats. D'autres approches incluent le maintien d'une régularité stricte dans les heures de coucher et de lever, la pratique de siestes stratégiques, et même l'expérimentation de schémas de sommeil polyphasique, qui fragmentent le repos en plusieurs périodes au cours de la journée. Cependant, tout ajustement du cycle de sommeil doit être effectué avec prudence, en veillant à ne pas compromettre la qualité du repos. L'équilibre entre discipline et écoute de son propre corps est essentiel pour transformer la manipulation du cycle de sommeil en un outil efficace d'exploration consciente du monde onirique.

Comme mentionné dans les chapitres précédents, le sommeil humain est composé de cycles d'environ 90 à 120 minutes, chacun traversant différents stades, dont le sommeil paradoxal (REM, Rapid Eye Movement), la phase durant laquelle se produisent les rêves les plus vifs et mémorables. Les périodes de sommeil REM ont tendance à s'allonger et à devenir plus fréquentes au fil de la nuit. L'ajustement du cycle de sommeil vise à tirer parti de ces périodes de sommeil REM plus longues, augmentant ainsi la probabilité de se réveiller pendant ou juste après l'une d'elles, ce qui facilite le rappel des rêves et l'induction de la lucidité.

Comprendre le Cycle de Sommeil :

Avant d'ajuster votre cycle de sommeil, il est important de comprendre son fonctionnement. Un cycle de sommeil typique se compose de :

Stade 1 (Sommeil Léger) : Transition entre l'éveil et le sommeil. L'activité cérébrale diminue, et il est facile de se réveiller.

Stade 2 (Sommeil Léger) : L'activité cérébrale diminue encore, la température corporelle baisse et le rythme cardiaque ralentit.

Stades 3 et 4 (Sommeil Profond) : Sommeil lent profond, essentiel à la récupération physique et à la consolidation de la mémoire. Il est difficile de se réveiller pendant ces stades.

Sommeil REM (Rapid Eye Movement) : L'activité cérébrale ressemble à celle de l'éveil, les yeux bougent rapidement sous les paupières, et les rêves les plus vifs se produisent. Le tonus musculaire est faible (paralysie du sommeil), ce qui empêche le corps de mimer les rêves.

Stratégies d'Ajustement du Cycle de Sommeil :

Il existe différentes approches pour ajuster le cycle de sommeil dans le but de faciliter les rêves lucides. Parmi les plus courantes, on trouve :

Technique CAT (Cycle Adjustment Technique) : Déjà détaillée au Chapitre 9, cette technique consiste à ajuster l'heure du coucher et du lever un jour spécifique pour interrompre un cycle de sommeil à un moment où le sommeil REM est le plus probable.

Technique WBTB (Wake-Back-to-Bed) : Détaillée au Chapitre 10, cette technique consiste à se réveiller après quelques heures de sommeil, à rester éveillé pendant une courte période, puis à se rendormir, augmentant ainsi la probabilité d'entrer directement dans une période de sommeil REM.

Sommeil Polyphasique (Avancé) : Le sommeil polyphasique implique de diviser le sommeil en plusieurs courtes périodes tout au long de la journée, plutôt que de dormir un seul bloc de 7 à 8 heures. Il existe différents schémas de sommeil polyphasique, dont certains visent à maximiser le temps de sommeil REM. Il s'agit d'une approche avancée qui nécessite une adaptation minutieuse, car elle peut avoir des effets secondaires si elle n'est pas mise en œuvre correctement.

Il n'est pas recommandé de commencer le sommeil polyphasique sans accompagnement.

Régularité du Sommeil : Maintenir des heures de sommeil régulières, en se couchant et en se levant aux mêmes heures chaque jour, aide à synchroniser l'horloge biologique et à optimiser les cycles de sommeil REM. La régularité du sommeil, à elle seule, peut augmenter la probabilité d'avoir des rêves lucides.

Siestes Stratégiques: Une sieste de 20 à 90 minutes maximum à des moments stratégiques peut aider. Expérimentez après 6 ou 7 heures de réveil, observez les résultats.

Considérations Importantes :

Individualité : Le cycle de sommeil et la réponse aux techniques d'ajustement varient d'une personne à l'autre. Il est important d'expérimenter différentes approches et d'ajuster les horaires en fonction de vos besoins et de la façon dont votre corps réagit.

Santé du Sommeil : L'ajustement du cycle de sommeil ne doit pas compromettre la qualité globale du sommeil. Assurez-vous de dormir suffisamment et que votre sommeil est réparateur. La privation chronique de sommeil peut avoir des effets négatifs sur la santé physique et mentale, en plus de nuire à la capacité d'avoir des rêves lucides.

Combinaison avec d'Autres Techniques : L'ajustement du cycle de sommeil est plus efficace lorsqu'il est combiné à d'autres techniques d'induction de rêves lucides, telles que la MILD, la WILD, les tests de réalité et la tenue d'un journal de rêves.

Patience et Persévérance : L'ajustement du cycle de sommeil demande du temps et de la pratique. Ne vous découragez pas si vous n'obtenez pas de résultats immédiats. Continuez à expérimenter et à ajuster la technique jusqu'à ce que vous trouviez ce qui fonctionne le mieux pour vous.

En comprenant et en manipulant votre cycle de sommeil, vous créerez un environnement interne plus propice à l'apparition de rêves lucides, ouvrant ainsi la voie à l'exploration consciente de votre monde onirique.

Chapitre 16
Rêves Persistants

Les rêves récurrents ne sont pas de simples répétitions aléatoires de l'esprit, mais plutôt des messages insistants de l'inconscient, signalant qu'il y a quelque chose qui exige attention et compréhension. Ils émergent des couches profondes de la psyché, reflétant des thèmes inexplorés ou des conflits internes non résolus. Contrairement aux rêves ordinaires, qui peuvent apparaître et disparaître sans suite, les rêves récurrents insistent pour revenir, apportant souvent avec eux les mêmes scénarios, personnages ou émotions. Ce schéma répétitif suggère qu'il existe une signification sous-jacente, un appel à la conscience pour qu'elle s'éveille à des questions latentes et, potentiellement, transformatrices. Lorsqu'une image ou un récit se répète au fil des ans, il devient un élément symbolique puissant, porteur d'une énigme à déchiffrer. Ainsi, ces rêves sont comme des échos de l'inconscient, résonnant jusqu'à ce que l'esprit éveillé se dispose à les écouter attentivement.

La psychologie analytique, développée par Carl Jung, suggère que les rêves récurrents sont des expressions directes de l'inconscient collectif et personnel. Pour Jung, ils fonctionnent comme un mécanisme de compensation psychique, mettant en lumière des aspects négligés de la personnalité ou pointant vers des contenus refoulés qui cherchent à s'intégrer. Cette récurrence peut être associée à des traumatismes non résolus, des peurs profondes, des désirs refoulés ou encore à des phases de transition dans la vie. Par exemple, une personne qui rêve fréquemment d'être poursuivie peut être confrontée à un sentiment de menace dans sa vie éveillée, même si elle n'en a pas pleinement conscience. De même, les rêves de chute peuvent symboliser la perte de contrôle sur un domaine de la vie, tandis que les rêves de maisons en ruine peuvent refléter un besoin de reconstruction émotionnelle. La clé pour comprendre ces rêves réside dans l'observation attentive de leurs détails et dans la volonté d'explorer leurs messages symboliques.

Travailler avec les rêves récurrents permet non seulement d'approfondir la compréhension de soi, mais aussi d'ouvrir des voies vers des transformations significatives. La première étape pour les déchiffrer est de reconnaître leurs schémas et d'analyser leurs éléments centraux. Tenir un journal de rêves est un outil précieux, car il permet d'identifier les récurrences et de tracer des liens entre les événements oniriques et la réalité éveillée. De plus, des techniques telles que l'incubation de rêves, qui consiste à se concentrer intentionnellement sur un thème avant de dormir, peuvent être utiles pour inciter la conscience à interagir plus activement avec ces rêves. Une autre stratégie efficace est la pratique de la lucidité onirique, qui permet au rêveur de reconnaître qu'il est en train de rêver pendant que le rêve se déroule, permettant ainsi une interaction consciente avec les éléments du rêve récurrent. En considérant ces rêves comme des opportunités de connaissance de soi, et non comme de simples perturbations du sommeil, il est possible de transformer leurs messages en instruments de croissance personnelle, faisant de l'inconscient un allié dans le voyage de l'individuation.

La psychologie, en particulier l'approche jungienne, interprète les rêves récurrents comme des tentatives de l'inconscient d'attirer l'attention sur des questions non résolues, des conflits internes, des traumatismes, des peurs, des désirs refoulés ou des aspects de la personnalité qui ont besoin d'être intégrés. Ces rêves fonctionnent comme une "alarme" psychique, signalant que quelque chose d'important est négligé ou nécessite une attention particulière.

Identification des Rêves Récurrents :

L'identification des rêves récurrents est facilitée par la pratique régulière du journal de rêves. En relisant vos notes au fil du temps, vous commencerez à remarquer des schémas et des thèmes qui se répètent. Soyez attentif à :

Thèmes Centraux : Quel est le thème central du rêve ? S'agit-il de poursuite, de chute, de perte, de vol, d'examens, de nudité publique, de découverte d'un trésor, ou d'un autre thème ?

Personnages : Quels sont les personnages qui apparaissent de manière répétée dans vos rêves ? Sont-ce des personnes connues, inconnues, des figures archétypales (comme le Vieux Sage, l'Enfant, l'Ombre) ?

Décors : Le rêve se déroule-t-il dans un lieu spécifique qui se répète ? Est-ce un lieu connu ou inconnu ? Comment est ce lieu ?

Émotions : Quelles sont les émotions prédominantes dans le rêve ? Peur, anxiété, tristesse, joie, colère, culpabilité ?

Symboles : Y a-t-il des symboles qui se répètent dans vos rêves ? Objets, animaux, couleurs, nombres ?

Dénouement : Le rêve se termine-t-il généralement de la même manière ? Y a-t-il un schéma dans le dénouement ?

Utilisation des Rêves Récurrents pour Atteindre la Lucidité :

Les rêves récurrents peuvent être une porte d'entrée privilégiée vers la lucidité. Comme le thème ou le décor du rêve est déjà familier, la probabilité de le reconnaître pendant le sommeil est plus grande. Voici quelques stratégies pour utiliser les rêves récurrents afin d'induire des rêves lucides :

Reconnaissance du Schéma : En identifiant un rêve récurrent, prenez conscience du schéma. Réfléchissez au thème, aux personnages, aux décors, aux émotions et aux symboles impliqués. Plus vous connaîtrez votre rêve récurrent, plus il vous sera facile de le reconnaître lorsqu'il se reproduira.

Test de Réalité Spécifique : Développez un test de réalité spécifique pour votre rêve récurrent. Par exemple, si vous rêvez fréquemment de tomber, convenez que, chaque fois que vous ressentirez la sensation de chute, vous effectuerez un test de réalité (comme essayer de respirer avec le nez bouché ou regarder vos mains).

Intention Pré-Sommeil (MILD) : Avant de vous endormir, pratiquez la technique MILD (*Mnemonic Induction of Lucid Dreams*), en vous concentrant spécifiquement sur votre rêve récurrent. Répétez mentalement une phrase telle que : "La prochaine fois que je rêverai que je tombe, je me rendrai compte que je suis en train de rêver". Visualisez-vous en train de reconnaître le rêve récurrent et de devenir lucide.

L'incubation de Rêve: L'incubation de rêve est une technique qui consiste à se concentrer avec grande intensité sur une question ou un problème avant de dormir, dans l'attente que le rêve apporte une réponse ou une solution. Vous pouvez utiliser l'incubation de rêve pour solliciter de la part de votre inconscient qu'il vous révèle la signification de votre rêve récurrent ou vous assiste afin que vous puissiez devenir lucide pendant que vous le vivez.

Réécriture du Rêve : Une technique puissante consiste à réécrire votre rêve récurrent dans votre journal, mais cette fois, en modifiant le dénouement. Imaginez-vous devenir lucide dans le rêve et changer le cours des événements de manière positive. Cette technique aide à reprogrammer votre esprit et à créer une nouvelle réponse au rêve récurrent.

Dialogue onirique: En devenant lucide dans un rêve récurrent, non seulement vous changez le cours des évènements, mais vous pouvez aussi interagir avec les éléments de votre rêve et questionner les motifs de leur présence.

En travaillant activement avec vos rêves récurrents, vous augmentez non seulement vos chances d'avoir des rêves lucides, mais vous ouvrez également un canal de communication direct avec votre inconscient, ce qui peut conduire à des prises de conscience profondes et à des transformations personnelles. Le rêve récurrent, qui était auparavant une "alarme" gênante, peut devenir un portail vers la connaissance de soi et l'exploration consciente du monde onirique.

Chapitre 17
Induction Rapide

Induire rapidement un rêve lucide exige des techniques qui tirent parti de l'équilibre délicat entre l'éveil et le sommeil. La transition entre ces états est un moment stratégique, où l'esprit n'est pas encore complètement éveillé, mais conserve un niveau de conscience suffisant pour reconnaître et influencer l'expérience onirique. Parmi les diverses approches pour atteindre cette condition, les méthodes impliquant des stimulations subtiles du corps et de l'esprit se révèlent très efficaces, car elles permettent au rêveur de glisser directement dans un rêve lucide sans interrompre le cycle naturel du sommeil. Contrairement aux techniques qui dépendent de longues périodes de préparation ou de la répétition de suggestions mentales tout au long de la journée, les approches rapides se concentrent sur l'exécution précise de petits gestes ou intentions au bon moment, favorisant des résultats immédiats. Ainsi, explorer des méthodes telles que l'induction rapide de la lucidité représente un chemin accessible pour ceux qui souhaitent expérimenter la conscience onirique sans longs entraînements ni pratiques méditatives complexes.

Parmi les techniques les plus efficientes dans ce contexte, la FILD (Finger-Induced Lucid Dream) se distingue. Cette approche utilise des mouvements minimes des doigts pour maintenir l'esprit alerte pendant que le corps se détend et s'endort. Cette méthode bénéficie de l'état de somnolence naturelle qui survient au réveil pendant la nuit ou le matin, lorsque l'activité mentale n'a pas encore complètement repris son rythme diurne. La clé du succès réside dans l'interaction subtile entre concentration et relaxation : l'exécution répétitive d'un petit mouvement empêche l'esprit de plonger inconsciemment dans le sommeil profond, tout en ne générant pas de stimulations excessives qui pourraient réveiller complètement le pratiquant. Cette stratégie repose sur le principe que la conscience peut être maintenue active grâce à des actions mécaniques légères, permettant au rêveur d'entrer directement dans l'état onirique tout en préservant sa perception lucide. En conséquence, la FILD permet une transition fluide vers le rêve lucide, éliminant le besoin de longs processus d'induction et facilitant l'entrée dans un univers aux possibilités infinies.

    L'efficacité de l'induction rapide dépend également d'une préparation adéquate et de l'adaptation de la méthode aux caractéristiques individuelles du pratiquant. Certains facteurs, tels que le niveau de fatigue, le moment où la technique est appliquée et la disposition mentale à reconnaître les signes du rêve, influencent directement les résultats. Pour potentialiser l'effet de la FILD et d'autres approches similaires, il est recommandé de les combiner avec des habitudes qui augmentent la familiarité avec les états oniriques, comme la pratique de tests de réalité tout au long de la journée et la tenue détaillée d'un journal de rêves. De plus, la répétition consciente de l'intention d'avoir un rêve lucide avant de dormir peut renforcer la connexion entre l'esprit éveillé et le monde des rêves, rendant plus probable la reconnaissance de l'état onirique lorsqu'il se manifeste. Avec patience et dévouement, l'induction rapide peut devenir un outil puissant pour ceux qui cherchent à explorer le potentiel de la lucidité onirique, offrant des expériences de plus en plus vives et contrôlées dans l'univers des rêves.

La technique est généralement réalisée après le réveil d'un sommeil (que ce soit pendant la nuit ou le matin), profitant d'un état où l'esprit est encore somnolent et plus réceptif à la suggestion. La FILD peut être utilisée seule ou en combinaison avec la technique WBTB (Wake-Back-to-Bed), potentialisant ses effets.

Pas à pas de la technique FILD :

Réveil : Lorsque vous vous réveillez d'un rêve (naturellement ou à l'aide d'un réveil), évitez de bouger brusquement ou d'ouvrir complètement les yeux. Restez aussi détendu que possible, dans la même position que celle où vous vous êtes réveillé. L'idéal est que vous soyez dans un état de somnolence, mais conscient.

Mouvement des Doigts : Sans faire aucun autre mouvement, commencez à bouger légèrement l'index et le majeur de l'une de vos mains, comme si vous jouiez du piano sur une surface. Le mouvement doit être très subtil, presque imperceptible, exigeant un minimum d'effort physique. Imaginez que vous appuyez très légèrement sur les touches d'un piano, en alternant entre les deux doigts.

Concentration sur l'Action : Concentrez toute votre attention sur le mouvement des doigts. Ressentez la sensation du mouvement, la légère pression des doigts, le rythme de l'alternance. Évitez de penser à autre chose ou de vous laisser emporter par des rêveries. La concentration sur l'action est cruciale pour le succès de la technique.

Intention : Pendant que vous effectuez le mouvement des doigts, gardez à l'esprit l'intention de devenir lucide. Répétez mentalement une phrase telle que : "Je suis sur le point de faire un rêve lucide", "Je vais me rendre compte que je rêve", ou simplement "Rêve lucide".

Test de Réalité : Après environ 20 à 30 secondes de mouvement des doigts, arrêtez-vous et effectuez un test de réalité. Le test le plus courant et le plus efficace dans ce contexte est d'essayer de respirer avec le nez bouché. Si vous pouvez respirer normalement, même avec le nez bouché, c'est un signe clair que vous rêvez.

Lucidité : Si le test de réalité indique que vous rêvez, félicitations, vous êtes lucide ! Explorez l'environnement onirique, interagissez avec les personnages, réalisez vos désirs. Si le test de réalité indique que vous êtes encore éveillé, recommencez le mouvement des doigts (étape 2) et répétez le processus.

Conseils et Considérations :

Subtilité : Le mouvement des doigts doit être extrêmement subtil. Il n'est pas nécessaire de forcer ou de bouger les doigts de manière exagérée. L'objectif est de maintenir l'esprit minimalement engagé, en évitant qu'il ne s'endorme complètement ou qu'il ne se réveille totalement.

Patience : La FILD peut ne pas fonctionner du premier coup. Continuez à pratiquer, et avec le temps, vous augmenterez vos chances de succès.

Combinaison avec WBTB : La FILD est particulièrement efficace lorsqu'elle est combinée avec la technique WBTB (Wake-Back-to-Bed). En vous réveillant après quelques heures de sommeil, en restant éveillé pendant une courte période, puis en vous rendormant en pratiquant la FILD, vous maximiserez vos chances d'avoir un rêve lucide.

État Mental : L'état mental idéal pour la FILD est un état de somnolence détendue. Si vous êtes trop alerte ou trop fatigué, la technique peut ne pas fonctionner.

Adaptation: Certaines personnes rapportent avoir du succès avec la FILD en adaptant le mouvement des doigts. Par exemple, au lieu de jouer du piano, vous pouvez essayer de tapoter légèrement les doigts sur une surface, ou simplement imaginer le mouvement des doigts, sans le réaliser physiquement.

La FILD est une technique puissante et accessible, qui peut ouvrir les portes du monde des rêves lucides de manière rapide et efficace. Avec de la pratique et de la persévérance, vous pourrez utiliser cette technique pour induire la lucidité à la demande, explorant le potentiel illimité de votre esprit onirique.

Chapitre 18
Éveil Conscient

S'éveiller au sein même de son rêve, prendre conscience que l'on est en train de rêver, est une expérience transformatrice qui repousse les frontières de la réalité perçue. Ce moment de lucidité onirique ouvre au rêveur les portes d'un univers malléable, où les lois de la physique peuvent être défiées et les désirs les plus profonds vécus sans entraves. Cependant, atteindre cette conscience ne suffit pas à garantir une expérience prolongée. L'enthousiasme suscité par la reconnaissance de l'état onirique peut être si intense qu'il mène, paradoxalement, à un réveil abrupt. Le cerveau, détectant cette excitation excessive, peut l'interpréter comme un signal de retour à la vigilance, mettant fin prématurément au rêve. Ainsi, la véritable maîtrise du rêve lucide ne réside pas seulement dans son induction, mais aussi dans la capacité à le stabiliser, le prolonger et l'explorer avec un contrôle conscient. Pour ce faire, il est essentiel de développer des stratégies renforçant la permanence dans l'environnement onirique, assurant un déroulement fluide et maîtrisé de l'expérience.

L'une des méthodes les plus efficaces pour maintenir la lucidité dans le rêve est l'ancrage sensoriel, un processus qui implique d'engager activement ses sens pour renforcer l'immersion. Lorsque le rêveur se concentre sur des détails spécifiques du décor onirique – la texture des objets, les sons ambiants, ou même les arômes et saveurs présents – l'esprit s'ancre dans l'expérience, réduisant les risques de réveil soudain. Cette technique fonctionne car elle renforce la construction de l'espace onirique, l'empêchant de se dissiper par manque d'attention consciente. De plus, des mouvements corporels subtils à l'intérieur du rêve, comme se frotter les mains ou pivoter lentement sur soi-même, aident à réaffirmer la présence dans l'état onirique, créant un point de référence stable pour la conscience. Ce type d'interaction avec l'environnement onirique non seulement prolonge l'expérience, mais renforce également la sensation de contrôle, permettant au rêveur de le manipuler plus efficacement.

Un autre aspect fondamental pour soutenir la lucidité onirique est la régulation émotionnelle. Le rêve lucide peut engendrer une grande excitation, que ce soit par la joie de percevoir la liberté qu'il offre ou par la fascination devant la richesse des détails et des possibilités. Cependant, si cette émotion n'est pas maîtrisée, elle peut déclencher un pic émotionnel menant au réveil. Des techniques comme la respiration profonde, la répétition d'affirmations apaisantes et le recentrage délibéré de l'attention sur des éléments calmes du rêve aident à maintenir la stabilité. De plus, si la lucidité commence à s'estomper, des méthodes comme fixer le regard sur un objet spécifique, réaffirmer verbalement que l'on est en train de rêver, ou même effectuer un nouveau test de réalité, peuvent restaurer la clarté de l'expérience. Avec de la pratique et de la patience, il est possible de prolonger les rêves lucides et d'explorer leur immensité avec plus de profondeur, transformant chaque expérience onirique en un voyage riche et révélateur.

Ainsi, il est tout aussi important d'apprendre à induire des rêves lucides qu'à maintenir la lucidité après l'"éveil" à l'intérieur du rêve. Il existe diverses techniques et stratégies pour stabiliser le rêve lucide, prolonger sa durée et éviter un réveil précoce.

Ancrage Sensoriel :

Dès que vous réalisez que vous rêvez, la première chose à faire est d'"ancrer" votre conscience dans l'environnement onirique. Cela signifie solliciter vos sens :

Vue : Regardez attentivement autour de vous. Observez les couleurs, les formes, les objets, les personnages, les décors. Fixez votre regard sur un détail précis, comme la texture d'un mur, le motif d'un tissu, le visage d'un personnage.

Toucher : Touchez quelque chose dans le rêve. Sentez la texture, la température, la consistance de l'objet. Cela peut être l'herbe sous vos pieds, l'écorce d'un arbre, le vêtement que vous portez.

Ouïe : Prêtez attention aux sons du rêve. Écoutez les voix, la musique, les bruits environnants.

Odorat : Sentez les odeurs du rêve. Y a-t-il un arôme particulier dans l'air ?

Goût : Si vous trouvez de la nourriture ou une boisson, goûtez-y. Sentez la saveur, la texture.

Cet ancrage sensoriel stabilise le rêve lucide, approfondit votre immersion et renforce votre conscience.

Rotation Corporelle :

Une technique simple mais efficace consiste à tourner sur vous-même dans le rêve. Dès que vous prenez conscience que vous rêvez, commencez à pivoter lentement, comme si vous faisiez une pirouette. Ce mouvement, en plus d'être amusant, stabilise le rêve et prévient le réveil. On pense que la rotation stimule le système vestibulaire (responsable de l'équilibre), renforçant ainsi la conscience pendant le sommeil paradoxal.

Affirmations Positives :

Répétez mentalement des phrases qui renforcent votre lucidité et votre intention de rester dans le rêve. Par exemple : "Je suis en train de rêver et je vais continuer à rêver", "Ce rêve est stable et durable", "J'ai le contrôle total de ce rêve". Les affirmations positives aident à maintenir la concentration et la confiance, évitant que le doute ou la peur ne provoquent le réveil.

Interaction avec l'Environnement :

Interagissez activement avec le monde onirique. Parlez aux personnages, explorez les lieux, manipulez des objets, agissez. Plus vous vous engagez dans le rêve, plus il devient stable.

Éviter l'Excitation Excessive :

Bien que la lucidité soit exaltante, il est important de contrôler l'excitation. L'euphorie excessive peut conduire à un réveil prématuré. Gardez votre calme, respirez profondément et concentrez-vous sur l'exploration consciente et délibérée du rêve.

Retour à la Lucidité :

Si vous sentez que vous perdez la lucidité, ou que le rêve s'effiloche, essayez de faire un test de réalité (comme regarder vos mains ou essayer de respirer en vous pinçant le nez). Cela peut aider à "rallumer" la conscience. Une autre technique consiste à vous recentrer sur un détail sensoriel du rêve, comme la texture d'un objet ou le son d'une voix.

La maintien de la lucidité est une compétence qui s'affine avec la pratique. En combinant ces techniques, vous renforcerez votre capacité à rester conscient dans le rêve, prolongeant ainsi l'expérience et exploitant le potentiel illimité du monde onirique.

Chapitre 19
Voyages Astraux

La sensation de se détacher de son corps physique et d'explorer des réalités au-delà du monde matériel est l'une des expériences les plus intrigantes et énigmatiques de la conscience humaine. La projection astrale, souvent décrite comme une séparation de la conscience et du corps physique, a été rapportée par de nombreuses cultures à travers l'histoire, toujours entourée de mystère et de fascination. Beaucoup de ceux qui vivent ce phénomène parlent de la perception de flotter au-dessus de leur propre corps, de voyager à travers différentes dimensions, ou d'accéder à des informations qui semblent transcender l'expérience ordinaire des rêves. Malgré l'absence de preuves scientifiques, les récits de projection astrale présentent une cohérence remarquable, suggérant que cette expérience pourrait être liée à des états de perception élargis. Ce voyage extracorporel est fréquemment associé à des pratiques spirituelles, des traditions ésotériques et même à des recherches sur la nature de la conscience, étant considéré par certains comme un aperçu d'une réalité au-delà du physique.

Bien que la projection astrale et les rêves lucides soient souvent discutés séparément, il existe une intersection notable entre ces deux états modifiés de conscience. Les deux impliquent une forme d'éveil au sein de l'expérience subjective et peuvent être induits par des techniques similaires. Dans les rêves lucides, le rêveur prend conscience qu'il est en train de rêver et peut interagir activement avec l'environnement onirique, le modelant selon sa volonté. Dans la projection astrale, en revanche, il y a une perception plus profonde de déplacement, comme si la conscience opérait en dehors des limites du corps physique. Certains praticiens rapportent passer d'un état à l'autre de manière spontanée, suggérant que la frontière entre ces phénomènes pourrait être plus fluide qu'on ne l'imagine. L'idée que la projection astrale serait un type spécifique de rêve lucide – plus vif et avec une forte sensation de séparation corporelle – gagne du terrain parmi ceux qui étudient l'expérience d'un point de vue psychologique et neuroscientifique.

Indépendamment de l'interprétation, l'exploration de ces états modifiés peut apporter des bénéfices significatifs pour la connaissance de soi et l'expansion de la perception de la réalité. De nombreuses personnes qui pratiquent la projection astrale ou les rêves lucides rapportent une augmentation de l'intuition, une compréhension plus profonde d'elles-mêmes et même une diminution de la peur de la mort, en raison de la sensation que la conscience peut exister au-delà du corps physique. Des techniques telles que la visualisation avant le sommeil, la pratique de la pleine conscience et l'utilisation d'affirmations mentales peuvent aider à induire ces états et à approfondir l'expérience. Qu'elle soit considérée comme une manifestation de l'esprit ou comme un véritable voyage extracorporel, la projection astrale continue de susciter la curiosité et l'intérêt de ceux qui cherchent à explorer les limites de la conscience et à accéder à des réalités qui vont au-delà du tangible.

Il existe un débat sur la relation entre les rêves lucides et la projection astrale. Certains pensent que les deux phénomènes sont essentiellement la même chose, ne différant que par l'interprétation subjective de l'expérience. D'autres soutiennent qu'il s'agit de phénomènes distincts, bien qu'ils puissent se produire en séquence ou se chevaucher.

Différences et Similitudes :

Rêves Lucides : Dans un rêve lucide, la personne est consciente qu'elle rêve et peut contrôler l'environnement onirique et ses actions en son sein. L'expérience se déroule dans l'esprit du rêveur, dans un monde créé par sa propre conscience.

Projection Astrale : Dans la projection astrale, la personne a la sensation que sa conscience s'est séparée de son corps physique et voyage dans un environnement qui semble indépendant de son esprit, que ce soit le monde physique (vu d'une perspective différente) ou d'autres plans d'existence.

Connexions :

Le principal lien entre les rêves lucides et la projection astrale est que les deux impliquent un état modifié de conscience, dans lequel la personne a accès à des expériences qui transcendent la réalité physique ordinaire. De nombreuses techniques utilisées pour induire les rêves lucides, comme la WILD (Wake-Initiated Lucid Dream) et la WBTB (Wake-Back-to-Bed), sont également utilisées pour tenter d'induire la projection astrale.

Certaines personnes rapportent que, pendant un rêve lucide, elles ont eu la sensation de se séparer de leur corps et d'entrer dans un état de projection astrale. D'autres rapportent qu'en essayant d'induire la projection astrale, elles ont fini par entrer dans un rêve lucide. Cela suggère que les deux phénomènes peuvent être interconnectés et que la frontière entre eux peut être ténue.

Théories :

Il existe plusieurs théories qui tentent d'expliquer la relation entre les rêves lucides et la projection astrale :

Le rêve lucide comme projection astrale : Certains croient que toute projection astrale est, en réalité, un rêve lucide particulièrement vif et intense, dans lequel la personne a la forte sensation d'être hors de son corps. Cette sensation serait une illusion créée par l'esprit, mais l'expérience elle-même serait un rêve lucide.

La projection astrale comme un type de rêve lucide : D'autres soutiennent que la projection astrale est un type spécifique de rêve lucide, dans lequel la conscience se projette hors du corps, mais toujours dans un environnement onirique. Cette projection serait une construction mentale, mais avec des caractéristiques distinctes des rêves lucides ordinaires.

Phénomènes distincts : Certains croient que les rêves lucides et la projection astrale sont des phénomènes complètement distincts, avec des mécanismes et des natures différents. La projection astrale impliquerait une séparation réelle de la conscience du corps physique, tandis que le rêve lucide serait une expérience purement mentale.

Continuum d'expériences : Une théorie plus intégrative suggère que les rêves lucides et la projection astrale peuvent être considérés comme faisant partie d'un continuum d'expériences hors du corps. À une extrémité, nous aurions les rêves ordinaires, sans conscience. À l'autre extrémité, nous aurions la projection astrale "classique", avec la sensation de séparation totale du corps et l'exploration d'autres plans d'existence. Au milieu, nous aurions différents degrés de lucidité et différents types d'expériences hors du corps, avec des caractéristiques qui se chevauchent.

Exploration Personnelle :

Indépendamment des théories et des débats, le plus important est l'exploration personnelle. Si vous êtes intéressé par la projection astrale, vous pouvez utiliser les techniques d'induction des rêves lucides comme point de départ. Pendant un rêve lucide, vous pouvez essayer de vous séparer de votre corps onirique, de vous visualiser flottant hors de votre corps ou d'utiliser d'autres techniques spécifiques pour induire la projection astrale.

Il est important de garder l'esprit ouvert, de consigner vos expériences dans un journal (que ce soit de rêves ou de projections astrales) et de faire des recherches sur le sujet, en cherchant différentes perspectives et différents récits. L'expérience de chaque personne est unique, et ce qui fonctionne pour l'un peut ne pas fonctionner pour l'autre. Le plus important est d'explorer votre propre potentiel et de découvrir ce qui fonctionne le mieux pour vous. Rappelez-vous que, quelle que soit la nature de l'expérience, elle peut être une source précieuse de connaissance de soi et de croissance personnelle.

Chapitre 20
Stabilisation Onirique

Conserver sa lucidité dans un rêve est un défi qui exige un équilibre subtil entre contrôle et immersion, présence et détachement. L'excitation de réaliser que l'on rêve peut être intense, menant soit à un réveil abrupt, soit à une perte progressive de la conscience onirique. Pour éviter que l'expérience ne soit écourtée, il est essentiel d'adopter des techniques qui stabilisent le rêve et prolongent sa durée. Ce processus implique d'ancrer sa perception dans l'environnement onirique, de réguler ses émotions et d'utiliser des stimuli sensoriels pour renforcer la connexion entre l'esprit et le rêve. Tel un funambule qui ajuste constamment son corps pour rester sur une corde, le rêveur lucide doit employer des stratégies actives pour maintenir sa présence dans l'état onirique et profiter pleinement de cette expérience unique.

L'une des manières les plus efficaces de renforcer la stabilité du rêve est d'intensifier l'engagement sensoriel. Observer les détails du décor, toucher des surfaces variées, écouter les sons environnants, et même expérimenter des saveurs et des arômes sont autant de moyens de rendre le rêve plus vivant et durable. Le toucher, en particulier, joue un rôle fondamental : se frotter les mains, sentir la texture des objets ou marcher pieds nus dans l'environnement onirique sont des actions qui renforcent la permanence dans le rêve. De plus, se concentrer sur de petits détails, comme les motifs d'un mur ou les lignes de la paume de la main, aide à maintenir la clarté de l'expérience. Ce type d'ancrage sensoriel fonctionne parce qu'il maintient l'esprit engagé dans le rêve, réduisant la tendance à osciller entre l'état onirique et le réveil. Plus le rêve est immersif, moins il risque de se dissiper soudainement.

    Un autre aspect crucial pour stabiliser l'expérience est la régulation émotionnelle. Un enthousiasme excessif peut être aussi préjudiciable que le doute ou la peur de se réveiller. Pour éviter ce déséquilibre, il est important de maintenir une posture calme et d'acceptation, en se rappelant que le rêve est un espace malléable et que, même s'il se termine, de nouvelles opportunités de lucidité surgiront. La répétition d'affirmations positives dans le rêve, telles que « Ce rêve est stable » ou « Je suis présent et conscient », peut renforcer la permanence dans l'état onirique. De plus, des techniques comme tourner lentement sur soi-même, changer de focus pour une nouvelle scène ou même imaginer un « point de fuite » sûr dans le rêve peuvent aider à retrouver la clarté lorsque l'expérience commence à s'estomper. Avec de la pratique et de l'expérimentation, il est possible de développer un répertoire personnel de stratégies qui garantissent non seulement la stabilisation du rêve, mais aussi son exploration plus profonde et enrichissante.

La stabilisation onirique est l'ensemble des techniques et stratégies utilisées pour renforcer la lucidité, approfondir l'immersion dans le rêve et prolonger sa durée. Ces techniques visent à ancrer la conscience dans l'environnement onirique, à réduire l'excitation excessive et à éviter la perte de focus, permettant au rêveur de profiter au maximum de l'expérience.

Étapes de la Stabilisation Onirique :

Ancrage Sensoriel (Rappel) :

Comme détaillé au Chapitre 17, l'ancrage sensoriel est la première et la plus importante technique de stabilisation. Dès que vous réalisez que vous rêvez, engagez vos sens dans l'expérience :

Regardez : Observez les détails de l'environnement onirique, fixez votre regard sur les objets, les couleurs, les formes.

Touchez : Touchez des objets, sentez leur texture, leur température, leur consistance.

Écoutez : Prêtez attention aux sons du rêve, aux voix, à la musique.

Sentez : Sentez les arômes du rêve, s'il y en a.

Goûtez : Expérimentez des aliments ou des boissons, si disponibles.

Cette immersion sensorielle renforce la connexion avec le rêve et stabilise la lucidité.

Rotation Corporelle (Rappel) :

Également mentionnée au Chapitre 17, la rotation corporelle est une autre technique simple et efficace. Tournez lentement autour de votre propre axe dans le rêve. Ce mouvement stimule le système vestibulaire et aide à maintenir la lucidité.

Affirmations Positives (Rappel) :

Répétez mentalement des phrases qui renforcent votre lucidité et votre intention de rester dans le rêve. Par exemple : « Je rêve et je vais continuer à rêver », « Ce rêve est stable et vif », « J'ai le contrôle total sur ce rêve ».

Interaction avec l'Environnement (Rappel) :

Interagissez activement avec le rêve. Parlez aux personnages, explorez les décors, manipulez des objets, réalisez des actions. Plus vous vous engagez dans le rêve, plus il deviendra stable.

Friction des Mains : Frottez-vous vigoureusement les mains dans le rêve. Cette action simple, en plus d'impliquer le toucher, génère une sensation de chaleur et d'énergie qui aide à stabiliser le rêve.

Attention aux Détails : Concentrez-vous sur un détail spécifique du rêve, comme la texture d'un mur, le motif d'un tissu, le visage d'un personnage, ou les lignes de votre main. Observez ce détail avec une attention totale, en examinant chaque particularité. Cette technique aide à approfondir l'immersion dans le rêve et à renforcer la lucidité.

Se Souvenir de l'Intention : Tout au long du rêve lucide, rappelez-vous périodiquement votre intention initiale. Pourquoi vouliez-vous faire un rêve lucide ? Que vouliez-vous faire ou expérimenter ? Ce rappel aide à maintenir le focus et à éviter la perte de lucidité.

Éviter de Fermer les Yeux :

Évitez de fermer les yeux pendant de longues périodes dans le rêve. Cela peut conduire au réveil ou à la perte de lucidité. Si vous avez besoin de cligner des yeux, faites-le rapidement.

Technique du "Point de Fuite" :

Lorsque vous sentez que le rêve perd de sa netteté, imaginez qu'il existe un lieu sûr, un "point de fuite". Utilisez votre intention et déplacez-vous jusqu'à cet endroit. Cela va recharger la stabilité de votre rêve. Ne pas s'inquiéter de se réveiller La peur de se réveiller, provoque fréquemment la perte de lucidité. Acceptez que c'est un rêve, et même si vous vous réveillez, vous pourrez recommencer à rêver de façon lucide.

La stabilisation onirique est une compétence qui se développe avec la pratique. Expérimentez différentes techniques, combinez-les et découvrez ce qui fonctionne le mieux pour vous. Avec le temps, vous deviendrez plus habile à maintenir la lucidité et à prolonger vos rêves lucides, ouvrant la voie à des expériences oniriques toujours plus riches, profondes et transformatrices.

Chapitre 21
Maîtriser ses Émotions

L'expérience d'un rêve lucide ouvre les portes d'un monde immersif où les émotions se manifestent avec une intensité unique, devenant à la fois source de fascination et de défi. Lorsque l'on prend conscience que l'on rêve, l'esprit s'éveille à des possibilités infinies : la liberté de voler, de traverser les murs, de transformer les paysages ou d'interagir avec des figures oniriques. Cependant, cette prise de conscience peut aussi déclencher des réactions émotionnelles susceptibles de compromettre la stabilité du rêve. La surprise de la lucidité, l'euphorie de la maîtrise sur l'environnement, ou même la peur de l'inconnu, peuvent générer des fluctuations qui déstabilisent l'expérience. Le cœur s'emballe, la respiration s'altère, et l'esprit, se laissant emporter par l'excitation ou la crainte, risque de provoquer un réveil brutal ou une perte progressive de la lucidité. Ainsi, comprendre et gérer ses propres émotions dans le rêve devient essentiel pour prolonger et approfondir ce voyage unique.

L'équilibre émotionnel dans le rêve lucide ne consiste pas à réprimer les sentiments, mais à développer une relation consciente avec eux. Les émotions intenses, qu'elles soient positives ou négatives, sont chargées d'une énergie suffisante pour modifier l'état onirique, interférant souvent avec la continuité de l'expérience. Si l'euphorie devient excessive, le cerveau se rapproche de l'état de veille, dissipant l'immersion dans le rêve. Si la peur domine, l'expérience peut se transformer en cauchemar ou entraîner un réveil involontaire. En revanche, en apprenant à reconnaître et à accueillir ces émotions sans s'y laisser entraîner, le rêveur développe la capacité de stabiliser sa présence dans l'univers onirique. Le contrôle émotionnel ne signifie pas l'élimination de la spontanéité, mais plutôt la création d'un point d'équilibre où l'excitation ne devient pas un obstacle et où la peur ne limite pas l'exploration.

La construction de ce contrôle passe par des pratiques qui engagent à la fois l'esprit et le corps. Des stratégies telles que la respiration consciente, l'ancrage sensoriel et la répétition d'affirmations positives permettent de moduler l'intensité émotionnelle et de maintenir la clarté dans le rêve. Les techniques de distanciation et de transformation émotionnelle aident à donner un nouveau sens aux sentiments qui pourraient interrompre l'expérience, permettant au rêveur de rester présent et conscient. Avec le temps et la pratique, cette maîtrise se renforce, rendant possible non seulement de prolonger l'expérience du rêve lucide, mais aussi de l'utiliser de manière plus bénéfique, que ce soit pour la connaissance de soi, le développement créatif, ou simplement pour profiter d'un univers où la seule limite est l'imagination.

Les émotions intenses, qu'elles soient positives ou négatives, peuvent déstabiliser le rêve lucide, conduisant à un réveil prématuré ou à une perte de conscience. L'excitation excessive, en particulier, est souvent citée comme une cause fréquente de perte de lucidité. Cela s'explique par le fait que l'excitation augmente l'activité cérébrale, la rapprochant de l'état de veille et rendant plus difficile le maintien de l'état de rêve.

Par conséquent, apprendre à contrôler ses émotions dans le rêve lucide est une compétence cruciale pour quiconque souhaite prolonger et approfondir ses expériences oniriques. Il ne s'agit pas de supprimer les émotions, mais plutôt de les gérer de manière consciente, en évitant qu'elles ne dominent l'expérience et n'interrompent la lucidité.

Stratégies pour Contrôler les Émotions :

Reconnaissance et Acceptation : La première étape pour contrôler les émotions est de les reconnaître et de les accepter. Lorsque vous réalisez que vous ressentez une émotion intense (que ce soit la joie, l'excitation, la peur, la colère, la tristesse), n'essayez pas de la réprimer ou de la nier. Reconnaissez simplement l'émotion : "Je ressens de la joie", "J'ai peur", "Je suis très excité". L'acceptation de l'émotion, sans jugement, contribue déjà à diminuer son intensité.

Respiration Consciente : La respiration consciente est un outil puissant pour réguler les émotions. Lorsque vous ressentez une émotion intense, concentrez-vous sur votre respiration. Inspirez lentement et profondément par le nez, en gonflant l'abdomen d'air, et expirez lentement par la bouche. Répétez ce processus plusieurs fois, jusqu'à ce que vous sentiez que l'émotion diminue en intensité. La respiration consciente aide à calmer le système nerveux et à ramener l'esprit au moment présent.

Ancrage Sensoriel (Rappel) : L'ancrage sensoriel, déjà mentionné dans les chapitres précédents, est également utile pour contrôler les émotions. En vous concentrant sur les détails sensoriels du rêve (vue, toucher, ouïe, odorat, goût), vous détournez votre attention de l'émotion et renforcez votre connexion avec l'environnement onirique.

Affirmations Positives (Rappel) : Répétez mentalement des phrases qui renforcent votre calme et votre contrôle sur l'expérience. Par exemple : "Je suis calme et conscient", "Je suis maître de ce rêve", "Je peux ressentir de la joie sans perdre ma lucidité". Les affirmations positives aident à reprogrammer l'esprit et à remplacer les émotions négatives par des émotions plus positives et équilibrées.

Distanciation : Si l'émotion est trop intense, essayez de vous distancier de la situation qui la provoque. Imaginez que vous êtes un observateur impartial, regardant un film. Cette distanciation émotionnelle peut aider à réduire l'intensité de l'émotion et à éviter qu'elle ne domine l'expérience.

Transformation de l'Émotion : Au lieu de lutter contre l'émotion, essayez de la transformer. Si vous ressentez de la peur, par exemple, essayez de transformer la peur en curiosité ou en courage. Si vous ressentez de la colère, essayez de transformer la colère en compassion ou en pardon. La capacité de transformer les émotions est une compétence puissante qui peut être développée avec la pratique.

Humour: Utilisez le sens de l'humour. Souvent, le simple fait de rire d'une situation peut dissiper une charge émotionnelle négative.

Visualisation : Créez mentalement une image qui représente le calme et le contrôle. Il peut s'agir de l'image d'un lac paisible, d'une montagne imposante, d'une lumière douce, ou de toute autre chose qui vous transmet une sensation de paix et de sérénité. Visualisez cette image chaque fois que vous avez besoin de vous calmer.

Contrôler ses émotions dans un rêve lucide est une compétence qui se développe avec la pratique. Ne vous attendez pas à une perfection immédiate. Commencez par des techniques simples, comme la respiration consciente et les affirmations positives, et expérimentez progressivement d'autres stratégies. Avec le temps, vous deviendrez plus habile à gérer vos émotions et à maintenir votre lucidité, même face à des expériences oniriques intenses.

Chapitre 22
L'Autothérapie Onirique

L'esprit humain possède une capacité remarquable de guérison et de transformation à travers l'expérience subjective, et les rêves lucides représentent un espace privilégié pour ce processus. Au sein de l'univers onirique, le rêveur peut accéder à des aspects profonds de sa psyché, revisiter des souvenirs, affronter des défis émotionnels et resignifier des expériences traumatisantes sans les contraintes de la réalité physique. L'autothérapie onirique repose sur le principe qu'en interagissant consciemment avec les symboles et les émotions qui se manifestent dans les rêves, il est possible de favoriser une guérison émotionnelle profonde. Le cerveau, en vivant des situations dans le rêve comme si elles étaient réelles, réagit par des changements perceptifs et émotionnels qui peuvent avoir des effets thérapeutiques durables dans la vie éveillée. Ainsi, les rêves lucides deviennent un outil puissant pour ceux qui cherchent à mieux se comprendre, à surmonter leurs peurs et leurs blocages, et à transformer des schémas limitants.

Le processus thérapeutique à l'intérieur du rêve lucide se déroule par le biais d'une interaction directe avec des éléments symboliques qui représentent des questions émotionnelles. Les peurs peuvent se manifester sous forme de créatures menaçantes, les traumatismes peuvent surgir sous forme de scénarios récurrents, et les défis personnels peuvent être incarnés par des personnages spécifiques. Au lieu d'éviter ces manifestations, le rêveur lucide a la possibilité de les affronter en toute sécurité, favorisant ainsi l'intégration d'aspects refoulés de la psyché. Cette approche permet des dialogues internes significatifs, des changements de perception sur des événements passés et même le développement de nouvelles réponses émotionnelles. La plasticité du rêve permet à l'individu de recréer des situations de manière positive, en remplaçant les sentiments d'impuissance par l'autonomisation, la peur par le courage et la douleur par l'acceptation.

De plus, la pratique régulière de l'autothérapie onirique renforce l'intelligence émotionnelle et la résilience psychologique. Le simple fait d'établir l'intention de résoudre des questions émotionnelles à travers les rêves stimule déjà l'esprit à travailler en faveur de la guérison. Au réveil, la réflexion sur les expériences vécues dans le rêve permet de consolider les apprentissages et de les appliquer dans la réalité. Bien que l'autothérapie onirique ne remplace pas les traitements conventionnels pour les troubles graves, elle se présente comme un complément précieux, aidant l'individu à accéder à des prises de conscience profondes et à construire un chemin d'auto-connaissance et de bien-être. Avec persévérance et sensibilité, les rêves lucides peuvent devenir un espace de guérison et de croissance, où le rêveur devient l'architecte de sa propre transformation émotionnelle.

Il est important de souligner que l'autothérapie onirique ne remplace pas une thérapie conventionnelle avec un professionnel qualifié. Si vous êtes confronté à des traumatismes graves ou à des troubles mentaux, il est essentiel de demander l'aide d'un psychologue ou d'un psychiatre. Cependant, l'autothérapie onirique peut être un complément précieux au traitement traditionnel, en accélérant le processus de guérison et en fournissant des aperçus profonds.

Exercices pas à pas :

Identification du problème :

Avant de commencer l'autothérapie onirique, il est important d'identifier clairement le problème que vous souhaitez aborder. Il peut s'agir d'une peur spécifique (du vide, des animaux, de parler en public), d'un traumatisme passé, d'un schéma comportemental négatif, d'un sentiment récurrent de tristesse ou d'anxiété, ou de toute autre question émotionnelle qui affecte votre vie.

Utilisez votre journal de rêves pour identifier les schémas et les thèmes récurrents qui pourraient être liés au problème. Soyez attentif aux rêves qui suscitent des émotions intenses, même s'ils ne sont pas lucides.

Incubation du rêve :

L'incubation de rêves est une technique qui consiste à se concentrer intensément sur une question ou un problème avant de dormir, dans l'espoir que le rêve apporte une réponse, une prise de conscience ou une opportunité de guérison.

Avant de vous endormir, écrivez dans votre journal de rêves le problème que vous souhaitez aborder. Soyez précis. Par exemple : "Je veux comprendre l'origine de ma peur du vide et la surmonter dans un rêve lucide".

Visualisez-vous en train d'affronter et de surmonter le problème dans un rêve lucide. Imaginez-vous en train de vous sentir calme, confiant et en contrôle de la situation.

Répétez mentalement une phrase qui exprime votre intention de faire un rêve lucide sur le problème. Par exemple : "Cette nuit, je ferai un rêve lucide sur ma peur du vide et je la surmonterai".

Induction de la lucidité :

Utilisez les techniques d'induction de rêves lucides que vous avez déjà apprises (MILD, WILD, WBTB, tests de réalité, etc.) pour augmenter vos chances de devenir conscient dans le rêve.

Si vous avez un rêve récurrent lié au problème, utilisez-le comme un déclencheur de lucidité (voir le chapitre 15).

Confrontation et résolution (dans le rêve lucide) :

Dès que vous réalisez que vous rêvez, stabilisez le rêve en utilisant les techniques d'ancrage sensoriel, de rotation corporelle et d'affirmations positives (voir les chapitres 17 et 18).

Faites appel au problème que vous souhaitez aborder. Cela peut se faire simplement en y pensant, en le visualisant ou en l'appelant verbalement. Par exemple, si vous avez peur des araignées, vous pouvez dire : "Je veux affronter ma peur des araignées maintenant".

Le problème peut se manifester de différentes manières : sous forme de personnage, d'objet, de décor, de situation ou d'émotion.

Affrontez le problème avec courage et détermination. Rappelez-vous que vous êtes dans un rêve et que vous avez le contrôle de l'expérience.

Utilisez différentes stratégies pour gérer le problème, en fonction de sa nature :

Dialogue : Parlez au personnage, à l'objet ou à la situation qui représente le problème. Demandez-lui pourquoi il est là, ce qu'il représente, ce qu'il veut vous apprendre.

Transformation : Utilisez votre pouvoir onirique pour transformer le problème en quelque chose de positif ou d'inoffensif. Par exemple, vous pouvez transformer une araignée géante en une petite araignée amicale, ou un monstre effrayant en un personnage amusant.

Affrontement : Affrontez le problème directement. Si vous avez peur du vide, vous pouvez vous imaginer en train d'escalader une montagne ou de voler sans peur.

Recadrage : Changez votre perspective sur le problème. Considérez-le comme un défi, une opportunité d'apprentissage ou de croissance.

Pardon : Si le problème implique de la rancœur, du ressentiment ou de la culpabilité, pratiquez le pardon, tant envers vous-même qu'envers les autres.

Sentez et exprimez vos émotions. Ne retenez pas, ne refoulez pas les émotions.

Ressentez et exprimez les émotions qui surgissent.

Intégration (après le rêve) :

Au réveil, notez tous les détails du rêve dans votre journal, y compris les émotions que vous avez ressenties, les stratégies que vous avez utilisées et les résultats que vous avez obtenus.

Réfléchissez à la signification du rêve et à la manière dont il est lié à votre vie éveillée.

Continuez à travailler sur le problème dans votre vie éveillée, en utilisant les prises de conscience et les compétences que vous avez développées dans le rêve lucide.

L'autothérapie onirique est un processus graduel et individuel. Ne vous attendez pas à des résultats miraculeux après un seul rêve. Soyez patient, persévérant et bienveillant envers vous-même. Avec une pratique régulière, les rêves lucides peuvent devenir un outil puissant de guérison émotionnelle et de connaissance de soi.

Chapitre 23
Exploration de Scénarios

L'expérience du rêve lucide ouvre les portes à une immersion totale dans des réalités alternatives, où le rêveur devient l'architecte de son propre univers. Contrairement à l'état de veille, où les lois de la physique et les contraintes du monde matériel imposent leurs limites, le rêve lucide offre un environnement malléable à souhait. Le rêveur peut non seulement observer, mais aussi interagir et transformer les décors d'une simple pensée ou d'un geste.

Ce pouvoir de manipulation ne se limite pas à l'esthétique du rêve ; il s'étend à la signification et à la fonctionnalité des espaces oniriques. Il devient possible de créer des environnements qui reflètent les émotions, les désirs et les aspects les plus profonds de la psyché. Ainsi, l'exploration de scénarios dans un rêve lucide n'est pas seulement une expérience visuelle saisissante, mais aussi un cheminement vers la découverte de soi, la créativité et l'épanouissement personnel.

La création et la modification de scénarios dans le rêve lucide se réalisent par l'intention et l'attente. L'esprit, conscient qu'il rêve, acquiert une plasticité accrue, répondant promptement aux commandes internes. Visualiser un environnement désiré avec une grande richesse de détails, croire fermement en sa matérialisation et effectuer des gestes symboliques pour invoquer le changement sont des stratégies clés pour modeler le monde onirique selon sa volonté.

La pratique régulière de ce contrôle stimule la créativité et renforce la confiance en soi. Le rêveur peut alors utiliser ses songes comme un espace sûr pour expérimenter et s'exprimer. De plus, en explorant de nouveaux scénarios et en interagissant avec des paysages fantastiques, il peut puiser l'inspiration pour des activités artistiques, résoudre des problèmes de la vie éveillée, ou même surmonter des blocages émotionnels en créant des environnements propices au sentiment de sécurité et de bien-être.

Avec le temps et la pratique, la maîtrise des scénarios dans le rêve lucide s'affine, permettant des transformations instantanées et des expansions illimitées de l'espace onirique. Le rêveur peut voyager entre des mondes fictifs, recréer des lieux du passé, concevoir des environnements futuristes, ou même inventer des paysages inédits défiant toute conception de la réalité physique.

Cette liberté offre une expérience unique d'exploration et d'apprentissage, où chaque détail du décor peut receler des messages du subconscient ou servir de théâtre à des aventures extraordinaires. Plus qu'une simple aptitude ludique, la capacité de modeler les rêves devient un outil précieux pour la connaissance de soi et l'élargissement des horizons mentaux. Elle permet au rêveur de transcender les limites de l'imagination et d'explorer tout le potentiel créatif de l'esprit humain.

Cette faculté de manipuler l'environnement onirique n'est pas seulement divertissante ; elle peut également être utilisée à des fins thérapeutiques, créatives et de développement personnel. Vous pouvez utiliser le contrôle du scénario pour :

Surmonter les peurs et les phobies : Créez un environnement sûr et contrôlé pour affronter vos peurs (par exemple, voler si vous avez le vertige, parler en public si vous avez peur de la scène).

Explorer la créativité : Créez des décors inspirants pour composer de la musique, écrire des histoires, peindre des tableaux ou résoudre des problèmes.

Pratiquer des compétences : Simulez des situations de la vie réelle pour vous entraîner, comme parler une nouvelle langue, faire une présentation ou jouer d'un instrument de musique.

Réaliser des désirs : Vivez des expériences impossibles dans le monde physique, comme voler, respirer sous l'eau, visiter d'autres planètes ou rencontrer des personnes disparues.

Connaissance de soi : Explorez votre propre monde intérieur en créant des scénarios qui représentent vos sentiments, vos émotions, vos souvenirs ou des aspects de votre personnalité.

Comment Créer et Modifier des Scénarios :

Intention Claire : La première étape pour contrôler l'environnement onirique est d'avoir une intention claire de ce que vous voulez créer ou modifier. Plus votre intention est précise, plus il sera facile de la réaliser. Au lieu de penser "Je veux être dans un bel endroit", pensez "Je veux être sur une plage tropicale, avec du sable blanc, une eau cristalline et des cocotiers".

Visualisation : Visualisez le décor que vous souhaitez créer avec le plus de détails possible. Imaginez les couleurs, les formes, les sons, les odeurs, les textures. Plus votre visualisation est vivide, plus il sera aisé de la matérialiser dans le rêve.

Affirmation : Utilisez des affirmations verbales ou mentales pour renforcer votre intention. Par exemple : "Je crée une plage tropicale", "Le sable est blanc et doux", "L'eau est cristalline et chaude".

Action : Effectuez une action qui symbolise la création ou la modification du décor. Vous pouvez :

Pointer et Commander : Pointez un endroit vide et dites : "Ici va apparaître une plage tropicale".

Dessiner ou Peindre : Imaginez que vous avez un pinceau ou un stylo magique et dessinez ou peignez le décor dans l'air.

Construire : Imaginez que vous avez les outils et les matériaux nécessaires pour construire le décor.

Ouvrir une Porte : Imaginez que derrière une porte se trouve le décor que vous désirez. Ouvrez la porte et entrez dans ce nouvel environnement.

Tourner : Tournez sur vous-même et visualisez le nouveau décor se matérialiser autour de vous.

Claquer des Doigts : Claquez des doigts et visualisez le changement se produire instantanément.

Attente : Croyez que votre intention se réalisera. L'attente est un facteur crucial dans le contrôle des rêves lucides. Si vous doutez de votre capacité à créer ou modifier le décor, cela sera plus difficile.

Persévérance : Si le décor ne se matérialise pas immédiatement, ne baissez pas les bras. Continuez à visualiser, affirmer et réaliser des actions jusqu'à ce que votre intention se concrétise. La pratique mène à la perfection.

Stabilisation: Utiliser les techniques de stabilisation pour maintenir votre rêve lucide.

Conseils Supplémentaires :

Commencez par de Petites Modifications : Si vous débutez dans le contrôle des rêves lucides, commencez par de petites modifications de l'environnement. Par exemple, essayez de changer la couleur d'un objet, de faire apparaître une fleur ou de modifier la météo. Au fur et à mesure que vous gagnerez en confiance, vous pourrez tenter des créations plus complexes.

Faites Preuve de Créativité : Il n'y a pas de limites à ce que vous pouvez créer dans un rêve lucide. Faites appel à votre imagination et à votre créativité pour concevoir des décors uniques et personnalisés.

Amusez-vous : Le contrôle de l'environnement onirique est une expérience incroyablement amusante et libératrice. Profitez-en pour explorer votre potentiel créatif et réaliser vos désirs les plus fantastiques.

La capacité de contrôler l'environnement du rêve est l'une des compétences les plus puissantes qu'offrent les rêves lucides. Avec de la pratique et de la persévérance, vous pourrez devenir le maître de votre propre univers onirique, créant et modifiant les décors à votre guise, explorant votre créativité et repoussant les limites de votre imagination.

Chapitre 24
Voyages au Cœur de l'Être

Les rêves lucides ouvrent les portes de dimensions cachées de l'esprit, permettant un voyage profond au cœur du subconscient. En devenant conscient au sein même du rêve, l'individu accède à un état mental privilégié où souvenirs, émotions et schémas inconscients émergent de manière symbolique, ouvrant la voie à une exploration libérée des contraintes de la pensée rationnelle. Contrairement à la réalité éveillée, où les processus mentaux suivent une structure linéaire, dans l'univers onirique, l'esprit se manifeste de façon fluide et créative, connectant des fragments de l'expérience personnelle de manière inattendue et révélatrice. Cette immersion peut aller de la compréhension de traumatismes passés à la découverte de talents enfouis, agissant comme un puissant outil de connaissance de soi et de transformation émotionnelle.

S'aventurer dans le subconscient par le biais des rêves lucides exige une approche structurée et intentionnelle. Avant de s'endormir, définir un objectif clair pour l'expérience augmente les chances d'accéder à des contenus significatifs. Pendant le rêve, des techniques telles que la création de portails, l'invocation de guides symboliques et l'exploration de scénarios métaphoriques facilitent la navigation dans les couches les plus profondes de l'esprit. Chaque élément du rêve peut receler un message caché : une maison peut représenter différents aspects de la personnalité, un océan peut symboliser des émotions refoulées et une grotte peut indiquer des secrets intérieurs prêts à être découverts. En interagissant consciemment avec ces symboles, le rêveur dévoile des connexions qui resteraient normalement inaccessibles à l'état de veille.

Malgré l'immense potentiel transformateur de cette pratique, il est essentiel de l'aborder avec respect et discernement. Le subconscient peut révéler des contenus déstabilisants, faisant remonter à la surface des peurs et des insécurités latentes. Accepter ces révélations sans résistance, les observer avec curiosité et sans jugement, permet d'intégrer ces parts de la psyché de manière saine. Consigner les expériences au réveil, réfléchir aux prises de conscience et chercher du soutien, si nécessaire, renforce le processus d'assimilation et d'application de ces connaissances dans la vie quotidienne. Avec le temps, cette exploration consciente du subconscient non seulement approfondit la compréhension de soi, mais renforce également la capacité à gérer les émotions, à prendre des décisions plus alignées et à vivre de manière plus authentique et équilibrée.

Il est important de souligner que l'exploration du subconscient dans les rêves lucides n'est pas sans risques. Vous pourriez être confronté à des contenus perturbateurs, des peurs, des traumatismes ou des aspects de votre personnalité que vous préférez éviter. Il est donc fondamental d'aborder cette pratique avec prudence, respect et, si nécessaire, avec l'accompagnement d'un professionnel de la santé mentale.

Techniques pour Accéder aux Couches Plus Profondes du Subconscient :

Intention Claire : Avant d'entamer ce "voyage profond", définissez votre intention. Que souhaitez-vous explorer dans votre subconscient ? À quelles questions voulez-vous répondre ? Quels aspects de votre personnalité voulez-vous mieux connaître ? Plus votre intention sera claire, plus votre expérience sera dirigée.

Incubation de Rêves (Rappel) : Utilisez la technique d'incubation de rêves (détaillée au Chapitre 20) pour orienter le contenu de votre rêve lucide. Avant de vous endormir, concentrez-vous intensément sur votre intention, visualisez-vous en train d'explorer votre subconscient et répétez une phrase qui exprime votre objectif.

Portails et Passages : Dans un rêve lucide, créez un portail, une porte, un ascenseur, un escalier, un tunnel ou tout autre passage qui symbolise l'entrée dans votre subconscient. Visualisez qu'en traversant ce passage, vous accédez à des couches plus profondes de votre esprit.

Guide Onirique : Invoquez un guide onirique, un personnage (réel ou imaginaire) qui peut vous accompagner et vous guider dans votre exploration du subconscient. Ce guide peut être un mentor, un animal totem, un ange, un être cher décédé, ou toute autre figure qui vous inspire confiance et sagesse.

Dialogue avec le Subconscient : Engagez la conversation avec les personnages, les objets ou les décors qui apparaissent dans votre rêve. Demandez-leur ce qu'ils représentent, ce qu'ils veulent vous montrer, quel message ils ont pour vous. Rappelez-vous que, dans un rêve lucide, tout est une projection de votre propre esprit ; ainsi, dialoguer avec les éléments du rêve est, en réalité, un dialogue avec votre propre subconscient.

Exploration de Scénarios Symboliques: Créez des environnements qui représentent votre subconscient de manière symbolique. Par exemple:

Une maison : Chaque pièce peut représenter un aspect de votre personnalité, ou une étape de votre vie. Explorez, observez les objets, ouvrez les tiroirs, cherchez des messages.

Un Océan: Plongez dans les profondeurs, symbolisant votre inconscient. Observez les créatures, les objets que vous y trouvez.

Une Forêt: Representant votre esprit, observez les arbres, animaux, chemins et obstacles.

Une Grotte: Symbolisant l'inconnu, explorez la avec courage à la recherche de "trésors cachés".

Méditation dans le Rêve : Trouvez un endroit paisible dans le rêve et pratiquez la méditation. Cela peut aider à apaiser l'esprit, à approfondir la lucidité et à faciliter l'accès aux contenus inconscients.

Écriture Automatique dans le Rêve : Prenez un carnet et un stylo (dans le rêve) et pratiquez l'écriture automatique. Laissez votre main écrire librement, sans censure ni jugement. Les mots qui émergent peuvent révéler des messages de votre subconscient.

Acceptation et Intégration: En explorant les couches profondes de votre esprit, soyez attentif à vos émotions, et acceptez-les.

Considérations Importantes :

Connaissance de Soi : L'exploration du subconscient dans les rêves lucides requiert un bon niveau de connaissance de soi et de maturité émotionnelle. Soyez prêt à faire face à des contenus déstabilisants.

Prendre Soin de Soi : Prenez soin de vous pendant et après l'expérience. Si vous vous sentez dépassé ou perturbé, interrompez l'exploration et cherchez du soutien.

Interprétation : Notez vos rêves dans votre journal et réfléchissez aux symboles, aux émotions et aux messages qui sont apparus. L'interprétation des rêves peut être un processus complexe, et l'aide d'un thérapeute peut être précieuse.

Le "voyage profond" au cœur du subconscient dans les rêves lucides est une aventure de découverte de soi qui peut apporter des éclairages transformateurs. Avec de la pratique, du courage et du respect, vous pourrez percer les mystères de votre propre esprit et utiliser cette connaissance pour favoriser votre épanouissement personnel et votre bien-être.

Chapitre 25
Rencontres Oniriques

Les rêves lucides ouvrent une dimension extraordinaire où le rêveur peut interagir consciemment avec des personnages oniriques, incarnations de différents aspects de sa psyché, de ses souvenirs ou d'archétypes universels. Ces interactions transcendent le simple divertissement, agissant comme des passerelles vers la connaissance de soi, la résolution de conflits intérieurs, voire la guérison émotionnelle. Dans cet espace onirique, des figures familières ou inconnues peuvent surgir, chargées de symbolisme, reflétant des parts cachées de la personnalité, des émotions refoulées ou des enseignements précieux. Qu'il s'agisse de converser avec un être cher disparu, de solliciter les conseils d'une figure sage ou d'interagir avec un personnage fictif admiré, chaque rencontre recèle un potentiel de découvertes profondes et transformatrices.

L'apparition de ces personnages n'est pas le fruit du hasard. Une intention claire et une attente déterminée jouent un rôle crucial dans la matérialisation des figures souhaitées au sein du rêve. Le subconscient répond aux commandes du rêveur : visualiser la présence du personnage, l'appeler verbalement ou créer un environnement propice à la rencontre augmente significativement les chances de son apparition. De plus, comprendre que chaque personnage onirique, quelle que soit sa forme, représente une facette du rêveur lui-même, permet des interactions plus fructueuses et révélatrices. Ces rencontres peuvent apporter des réponses inattendues à des questions persistantes, offrir de nouvelles perspectives sur des défis de la vie réelle ou procurer des expériences émotionnelles intenses et libératrices.

Pour que l'expérience soit enrichissante, il est fondamental de maintenir sa lucidité et d'interagir avec respect et curiosité. Poser des questions directes aux personnages, observer leurs réactions et prêter attention tant à leurs paroles qu'à leur langage corporel peut révéler des messages profonds émanant du subconscient. Souvent, les personnages hostiles ou provocateurs représentent des peurs, des traumatismes ou des aspects refoulés qui demandent à être reconnus et intégrés. Les aborder avec empathie et compréhension, plutôt que de fuir ou de les affronter avec agressivité, permet de transformer le rêve en un puissant outil de croissance. Avec de la pratique et une ouverture à ces interactions, les rencontres oniriques deviennent un canal précieux pour l'exploration de l'esprit et l'épanouissement personnel, faisant des rêves lucides une expérience encore plus significative et enrichissante.

Ces rencontres oniriques peuvent avoir différents objectifs :

Connaissance de soi : Dialoguer avec des personnages représentant des parts de votre propre identité (comme l'enfant intérieur, l'ombre, le moi idéal) peut apporter des éclairages profonds sur votre personnalité, vos conflits intérieurs et votre potentiel de croissance.

Résolution de conflits : Interagir avec des personnes avec lesquelles vous êtes en conflit dans la vie réelle (dans un environnement sûr et contrôlé) peut aider à trouver de nouvelles perspectives, à exprimer des émotions refoulées et à chercher des solutions aux problèmes.

Conseils et orientation : Solliciter les conseils de figures sages (réelles ou imaginaires) peut apporter inspiration, clarté et direction dans les moments de doute ou de difficulté.

Guérison émotionnelle : Retrouver des êtres chers disparus peut apporter réconfort, soulagement du deuil et l'opportunité de faire ses adieux ou de résoudre des questions en suspens.

Créativité : Interagir avec des artistes, des écrivains, des scientifiques ou des inventeurs (réels ou imaginaires) peut stimuler votre créativité, apporter de nouvelles idées et de l'inspiration pour vos projets.

Divertissement : Simplement converser avec vos personnages préférés de films, de livres ou de jeux peut être une expérience amusante et passionnante.

Comment invoquer des personnages :

Intention claire : Avant de tenter d'invoquer un personnage, définissez clairement qui vous voulez rencontrer et pourquoi. Plus votre intention est précise, plus la rencontre sera facile à réaliser.

Visualisation : Visualisez le personnage avec le plus de détails possible. Imaginez son visage, sa voix, ses vêtements, sa posture, son énergie. Plus votre visualisation est vivante, plus il sera facile de l'amener dans votre rêve.

Appel verbal : Appelez le personnage par son nom, à voix haute ou mentalement. Dites quelque chose comme : "Je veux rencontrer [nom du personnage] maintenant", "J'appelle [nom du personnage] dans ce rêve".

Création d'un portail : Imaginez un portail, une porte, un miroir ou tout autre passage qui pourrait mener à la rencontre avec le personnage. Visualisez le personnage apparaissant à travers ce passage.

Attente : Croyez que le personnage apparaîtra. L'attente est un facteur crucial dans le contrôle des rêves lucides. Si vous doutez de votre capacité à invoquer le personnage, il sera plus difficile de le faire.

Environnement propice : Créez un environnement favorable à la rencontre. Si vous voulez rencontrer un écrivain, vous pouvez créer une bibliothèque ou un bureau. Si vous voulez rencontrer un guerrier, vous pouvez créer un champ de bataille ou un château.

Technique de l'objet: Imaginez que vous avez un objet qui appartient à cette personne, et concentrez-vous sur cet object.

Comment interagir consciemment :

Maintenez votre lucidité : Rappelez-vous que vous êtes en train de rêver et que vous avez le contrôle de l'expérience. Utilisez les techniques de stabilisation onirique (ancrage sensoriel, rotation corporelle, affirmations positives) pour maintenir votre lucidité.

Soyez respectueux : Traitez les personnages oniriques avec respect, même s'ils sont des représentations d'aspects négatifs de votre personnalité ou de personnes avec lesquelles vous êtes en conflit. N'oubliez pas qu'ils font partie de vous.

Posez des questions : Posez des questions aux personnages. Demandez-leur ce qu'ils représentent, ce qu'ils veulent vous apprendre, quel message ils ont pour vous. Soyez curieux et ouvert aux réponses.

Écoutez attentivement : Écoutez attentivement ce que les personnages ont à dire. Leurs réponses peuvent être surprenantes, révélatrices et transformatrices.

Exprimez vos émotions : N'ayez pas peur d'exprimer vos émotions aux personnages oniriques. Si vous ressentez de la colère, de la tristesse, de la peur ou de la joie, exprimez ces sentiments de manière authentique.

Observez le langage corporel : Faites attention au langage corporel des personnages. La posture, les gestes, les expressions faciales peuvent révéler des informations importantes sur votre état émotionnel et vos intentions.

Ne vous laissez pas emporter : Gardez le contrôle de la situation. Ne vous laissez pas submerger par des émotions intenses ou par des actions impulsives. Rappelez-vous que vous êtes le rêveur lucide et que vous avez le pouvoir de diriger l'expérience.

Les rencontres oniriques peuvent être des expériences profondes et significatives, ouvrant un canal de communication direct avec votre subconscient et le monde des symboles. Avec de la pratique et de l'intention, vous pourrez utiliser cet outil pour favoriser votre connaissance de soi, votre guérison émotionnelle et votre développement personnel.

Chapitre 26
Entraînement Onirique

L'entraînement onirique exploite le vaste potentiel des rêves lucides pour perfectionner les compétences de manière remarquablement efficace. Pendant l'état de lucidité onirique, le cerveau est capable de simuler avec un grand réalisme n'importe quelle expérience souhaitée, permettant au pratiquant d'affiner ses gestes, de renforcer ses schémas mentaux et de développer une plus grande maîtrise d'une activité donnée.

Cette technique repose sur le principe que le cerveau ne distingue pas entièrement une expérience vécue dans le monde réel de celle intensément ressentie dans l'esprit. Ainsi, en s'entraînant dans un rêve lucide, la personne stimule les mêmes connexions neuronales que celles impliquées dans la pratique physique, rendant l'apprentissage et la consolidation de la compétence significativement plus efficaces.

Contrairement à la simple visualisation consciente en état de veille, les rêves lucides offrent un environnement dynamique et interactif. L'individu peut y ressentir des textures, percevoir des sons, ajuster sa performance en temps réel et éprouver des émotions authentiques liées à l'exécution de la tâche. Ce niveau d'immersion accroît la capacité de mémorisation et facilite la reproduction précise de l'activité dans le monde éveillé.

L'application de l'entraînement onirique peut s'étendre à divers domaines de la connaissance et de la performance humaine. Les athlètes peuvent peaufiner leur technique, en répétant des mouvements avec précision et de manière contrôlée. Les musiciens peuvent exécuter des passages complexes d'une œuvre, ressentant la résistance des cordes, la réponse de l'instrument et le flux de la mélodie sans dépendre de la pratique physique. Les professionnels confrontés à des présentations publiques, tels que les conférenciers et les acteurs, peuvent simuler des scénarios avec différents types de public et développer une plus grande assurance dans leur discours. Même des activités requérant des compétences motrices fines, comme la chirurgie ou la calligraphie, peuvent être améliorées par la répétition consciente dans un rêve lucide.

Le cerveau interprétant ces expériences de manière réaliste, la pratique nocturne se reflète dans la performance diurne, optimisant l'apprentissage sans exiger d'effort physique. De plus, l'entraînement onirique peut être particulièrement bénéfique pour la rééducation de patients ayant besoin de retrouver des mouvements ou de renforcer des schémas moteurs après une blessure, offrant un moyen de s'exercer sans risque d'aggraver leur condition physique.

L'efficacité de cette approche est étayée par des études scientifiques qui démontrent la capacité de la répétition mentale à renforcer les connexions neuronales et à améliorer les performances dans divers domaines.

Au réveil, le cerveau enregistre les expériences vécues en rêve comme si elles étaient réelles, permettant aux nouvelles informations de s'intégrer au répertoire moteur et cognitif de l'individu.

Cette technique favorise également le développement de la confiance en soi, car elle permet au pratiquant d'éprouver un sentiment de réussite à maintes reprises, réduisant ainsi l'anxiété associée à l'exécution réelle de la tâche. De plus, l'environnement des rêves lucides permet de tester des stratégies innovantes, d'explorer de nouvelles approches face aux défis et même de simuler des difficultés spécifiques pour développer une résilience face aux imprévus. Ainsi, en utilisant les rêves lucides comme terrain d'entraînement, chacun peut améliorer ses compétences, surmonter ses limitations et accélérer ses progrès de manière naturelle et efficace.

L'avantage de la répétition mentale dans un rêve lucide réside dans le fait que l'expérience est bien plus vivante et réaliste que la simple visualisation en état de veille. Dans un rêve lucide, vous pouvez engager tous vos sens (vue, toucher, ouïe, odorat, goût), ressentir les émotions associées à l'activité et interagir avec l'environnement de façon dynamique. Cela rend la répétition mentale beaucoup plus puissante.

Des études scientifiques ont démontré que la répétition mentale peut améliorer les performances dans divers domaines, tels que le sport, la musique, les arts de la scène, l'art oratoire, la chirurgie et la rééducation physique. On pense que la répétition mentale renforce les connexions neuronales associées à la compétence pratiquée, préparant ainsi le cerveau et le corps à l'exécution réelle de l'activité.

Étapes de l'Entraînement Onirique :

Définir la Compétence : Choisissez la compétence que vous souhaitez pratiquer dans votre rêve lucide. Il peut s'agir de n'importe quoi, comme jouer d'un instrument de musique, faire un discours, réussir un examen, pratiquer un sport ou réaliser une tâche complexe.

Incubation du Rêve (Révision): Utilisez la technique d'incubation de rêves (détaillée au Chapitre 20) pour orienter le contenu de votre rêve. Avant de vous endormir, concentrez-vous intensément sur la compétence que vous voulez pratiquer, visualisez-vous en train de réaliser l'activité à la perfection et répétez une phrase exprimant votre intention.

Induction de la Lucidité : Utilisez les techniques d'induction de rêves lucides (MILD, WILD, WBTB, tests de réalité, etc.) pour augmenter vos chances de devenir conscient dans le rêve.

Création du Scénario (Révision): Dès que vous devenez lucide, créez le décor idéal pour la pratique de votre compétence. Si vous voulez vous entraîner à faire un discours, créez un auditorium avec un public. Si vous voulez pratiquer un sport, créez un terrain, un court ou une piste. Utilisez les techniques de contrôle de l'environnement onirique (détaillées au Chapitre 20) pour rendre le décor aussi réaliste que possible.

Répétition Mentale Détaillée : Commencez à pratiquer la compétence choisie, en prêtant attention à tous les détails :

Mouvements : Exécutez les mouvements avec précision, en ressentant chaque muscle impliqué dans l'action.

Sensations : Percevez les sensations physiques associées à l'activité (le contact du ballon, le poids de l'instrument, la résistance de l'air).

Émotions : Éprouvez les émotions que vous ressentiriez en réalisant l'activité dans la vie réelle (confiance, concentration, détermination, joie).

Environnement : Interagissez avec l'environnement, observez les détails, écoutez les sons.

Résultat : Visualisez-vous en train d'atteindre le résultat souhaité (marquer un but, jouer la musique parfaitement, recevoir des applaudissements).

Répétition : Répétez l'exercice plusieurs fois, en recherchant la perfection à chaque répétition. Si vous faites une erreur, corrigez-la mentalement et continuez à pratiquer.

Variation : Variez la pratique, en simulant différentes conditions et différents défis. Par exemple, si vous pratiquez un sport, imaginez-vous en train de jouer dans différentes conditions climatiques, contre différents adversaires, à différents niveaux de difficulté.

Journal : Au réveil, notez les détails de votre répétition mentale dans votre journal de rêves. Décrivez les mouvements que vous avez effectués, les sensations que vous avez ressenties, les émotions que vous avez éprouvées, les défis que vous avez rencontrés et les résultats que vous avez obtenus.

Bénéfices de l'Entraînement Onirique :

Amélioration des Performances : La répétition mentale dans les rêves lucides peut améliorer les performances dans divers domaines, en renforçant les connexions neuronales associées à la compétence pratiquée.

Augmentation de la Confiance : La pratique réussie dans un rêve lucide renforce la confiance en votre capacité à réaliser l'activité dans la vie réelle.

Réduction de l'Anxiété : La répétition mentale peut aider à réduire l'anxiété associée à des situations difficiles, comme parler en public ou participer à une compétition sportive.

Surmonter des obstacles: L'entraînement onirique peut vous aider à surmonter des blocages.

Accélération de l'Apprentissage : La pratique dans les rêves lucides peut accélérer l'apprentissage de nouvelles compétences, en complément de la pratique dans le monde physique.

L'entraînement onirique est un outil puissant pour l'amélioration des compétences et le développement personnel. En combinant la vivacité des rêves lucides avec l'efficacité de la répétition mentale, vous pouvez accélérer votre apprentissage, renforcer votre confiance et atteindre vos objectifs plus rapidement et plus efficacement.

Chapitre 27
Percées Créatives

L'esprit humain possède une capacité extraordinaire à connecter des idées, à générer des solutions innovantes et à donner vie à des concepts abstraits. Durant les rêves lucides, cette aptitude créative atteint un nouveau sommet, car le cerveau opère sans les contraintes de la pensée logique conventionnelle, permettant à des idées inattendues et à des associations inhabituelles de s'épanouir naturellement. L'environnement onirique, libéré des entraves de la réalité physique, devient un terrain d'expérimentation sans limites, où formes, couleurs, sons et récits s'entrelacent pour former de précieuses intuitions. En prenant conscience au sein du rêve, le rêveur peut orienter cette créativité de manière intentionnelle, explorant des scénarios, interagissant avec des personnages symboliques et testant des hypothèses novatrices. Ainsi, le rêve lucide se transforme en un outil puissant pour la résolution de problèmes, le développement de projets et la découverte de nouvelles perspectives.

Le potentiel créatif des rêves est largement reconnu depuis toujours, avec d'innombrables exemples d'artistes, de scientifiques et d'inventeurs ayant trouvé l'inspiration dans leurs expériences nocturnes. Cependant, à la différence des rêves ordinaires, où les idées émergent de manière passive et fragmentée, les rêves lucides offrent un degré de contrôle qui permet au rêveur d'explorer consciemment son propre processus créatif. Un écrivain peut interagir directement avec les personnages de son histoire, observant leurs gestes et entendant leurs dialogues comme s'ils étaient réels. Un musicien peut composer et jouer une nouvelle mélodie dans son rêve, expérimentant des combinaisons sonores inédites. Un scientifique peut visualiser des concepts abstraits en trois dimensions, appréhendant de nouvelles relations entre les éléments de sa recherche. Ce type d'expérience facilite non seulement la production créative, mais élargit également les horizons de la pensée, permettant à l'esprit d'aller au-delà de ce qui serait possible à l'état de veille.

Au-delà de l'exploration directe, les rêves lucides sont aussi un terreau fertile pour l'émergence de symboles et de métaphores susceptibles d'offrir des réponses inattendues à des défis créatifs. Souvent, la solution à un problème ne se présente pas de manière évidente, mais émerge déguisée sous forme d'images, de décors et d'interactions apparemment aléatoires. En consignant et en interprétant ces éléments au réveil, il est possible de découvrir des significations profondes et de nouvelles approches pour des questions complexes. La créativité, après tout, est un processus qui implique à la fois la génération d'idées et la capacité à percevoir les liens entre elles. Les rêves lucides amplifient cette dynamique, offrant un espace où l'imagination s'épanouit librement, permettant à des intuitions transformatrices de surgir de manières surprenantes et novatrices.

De nombreux artistes, écrivains, scientifiques et inventeurs ont rapporté avoir trouvé l'inspiration dans leurs rêves, qu'il s'agisse de rêves ordinaires ou de rêves lucides. L'histoire regorge d'exemples de découvertes et de créations nées d'expériences oniriques (voir le chapitre 3). Cependant, les rêves lucides offrent un avantage supplémentaire : la possibilité d'interagir activement avec le contenu du rêve, de poser des questions, d'expérimenter différentes solutions et d'explorer des scénarios alternatifs.

Comment utiliser les rêves lucides pour la résolution créative de problèmes :

Définir le problème ou le défi créatif : Avant de vous endormir, identifiez clairement le problème que vous souhaitez résoudre ou le défi créatif que vous voulez relever. Il peut s'agir d'un aspect de votre travail, de vos études, de votre vie personnelle ou de tout autre domaine où vous avez besoin d'une solution ou d'inspiration.

Incubation du rêve (Révision) : Utilisez la technique d'incubation de rêves (détaillée au chapitre 20) pour orienter le contenu de votre rêve. Avant de vous endormir, concentrez-vous intensément sur le problème ou le défi, visualisez-vous en train de trouver une solution créative et répétez une phrase exprimant votre intention. Par exemple : "Cette nuit, je ferai un rêve lucide qui me montrera la solution à [problème]" ou "Je ferai un rêve lucide qui me donnera l'inspiration pour [projet créatif]".

Induction de la lucidité : Utilisez les techniques d'induction de rêves lucides (MILD, WILD, WBTB, tests de réalité, etc.) pour augmenter vos chances de devenir conscient dans votre rêve.

Exploration de l'environnement onirique : Dès que vous devenez lucide, explorez l'environnement du rêve à la recherche d'indices, de symboles, de métaphores ou d'idées liés à votre problème ou défi. Observez les détails, les couleurs, les formes, les sons, les odeurs, les textures. Tout dans le rêve peut avoir une signification pertinente.

Dialogue avec les personnages oniriques : Discutez avec les personnages que vous rencontrez dans le rêve. Posez-leur des questions sur votre problème ou défi. Ils peuvent offrir des perspectives inattendues, des conseils avisés ou des solutions créatives. Vous pouvez même invoquer un personnage spécifique reconnu pour sa créativité ou sa sagesse (un artiste, un scientifique, un mentor, etc.).

Expérimentation : Utilisez votre pouvoir onirique pour expérimenter différentes solutions au problème. Créez des scénarios alternatifs, testez des hypothèses, jouez avec les possibilités. N'ayez pas peur de vous tromper ou d'essayer des choses absurdes. Le rêve lucide est un laboratoire d'idées, où vous pouvez expérimenter librement sans les contraintes du monde physique.

Recherche de symboles et de métaphores : Soyez attentif aux symboles et aux métaphores qui apparaissent dans votre rêve. Ils peuvent contenir des messages cachés de votre subconscient, qui pourraient être la clé de la résolution de votre problème ou du développement d'une idée créative.

"Remue-méninges" onirique : Provoquez dans votre rêve une "pluie d'idées". Permettez à votre cerveau de vous présenter diverses alternatives, même si elles semblent décousues.

Consignation : Au réveil, notez tous les détails de votre rêve dans votre journal, y compris les idées, les intuitions, les symboles, les métaphores, les solutions que vous avez expérimentées et les émotions que vous avez ressenties.

Réflexion et application : Réfléchissez à la signification de votre rêve et à la manière dont il se rapporte à votre problème ou défi. Essayez d'en extraire les intuitions pertinentes et de les appliquer à votre vie éveillée.

Exemples d'utilisation créative des rêves lucides :

Un écrivain en panne d'inspiration peut utiliser un rêve lucide pour visiter le décor de son histoire, dialoguer avec ses personnages et explorer différentes issues pour l'intrigue.

Un musicien composant une nouvelle musique peut utiliser un rêve lucide pour entendre des mélodies, expérimenter différents arrangements et trouver l'inspiration pour les paroles.

Un scientifique travaillant sur une nouvelle théorie peut utiliser un rêve lucide pour visualiser les concepts abstraits, tester des hypothèses et chercher de nouvelles perspectives.

Un inventeur concevant un nouveau produit peut utiliser un rêve lucide pour créer des prototypes, expérimenter différents matériaux et tester le fonctionnement du produit dans un environnement virtuel.

Les rêves lucides sont un outil puissant pour la résolution créative de problèmes et le développement de nouvelles idées. En combinant la liberté de l'imagination onirique avec la conscience et le contrôle du rêveur lucide, vous pouvez accéder à un réservoir illimité de créativité et trouver des solutions innovantes aux défis de votre vie.

Chapitre 28
Face aux Cauchemars

Les cauchemars, bien que souvent terrifiants, sont de puissantes manifestations de l'inconscient. Ils font remonter à la surface des peurs, des angoisses et des conflits intérieurs qui peuvent rester enfouis dans notre vie éveillée. Plutôt que de simples expériences perturbantes, ils agissent comme des miroirs de la psyché, révélant des aspects qui nécessitent compréhension, traitement et, souvent, transformation.

Lorsqu'une personne fait un cauchemar, son esprit crée un scénario hautement symbolique où émotions refoulées et traumatismes peuvent prendre la forme de poursuites, de créatures menaçantes, de lieux chaotiques ou de situations de détresse. Ces éléments, loin d'être aléatoires, représentent des problèmes internes qui sont peut-être ignorés ou évités au quotidien. Ainsi, apprendre à gérer consciemment les cauchemars, en particulier dans le contexte des rêves lucides, offre une opportunité unique de découverte de soi et de guérison émotionnelle.

Les rêves lucides permettent une approche active de la résolution des cauchemars, donnant au rêveur le contrôle du récit et la possibilité d'affronter ses peurs directement. Au lieu de fuir ou de se réveiller en panique, la lucidité permet de questionner les éléments du rêve, de modifier le cours des événements et de découvrir ce qui se cache derrière cette expérience effrayante. De nombreux cauchemars mettent en scène des figures sombres ou des entités menaçantes qui, lorsqu'on les affronte avec courage et curiosité, se révèlent être des aspects intérieurs à intégrer à la personnalité du rêveur. Un monstre peut symboliser un traumatisme non résolu, une poursuite peut représenter une responsabilité que l'on tente d'éviter, et un environnement claustrophobe peut refléter un sentiment d'oppression ou de manque de contrôle dans la vie réelle. En interagissant consciemment avec ces éléments et en cherchant à les comprendre, il est possible de reconfigurer la relation à sa propre peur, favorisant ainsi la croissance émotionnelle et psychologique.

 Au-delà de la confrontation directe, transformer les cauchemars en expériences positives ou neutres est une technique puissante pour réduire leur récurrence et leur impact émotionnel. Avec la pratique des rêves lucides, le rêveur peut développer des stratégies pour modifier le décor du cauchemar, changer le comportement des figures menaçantes ou même transformer les sentiments de terreur en sensations de calme et de sécurité. Une créature effrayante peut être transformée en un guide amical, un environnement hostile peut devenir un espace accueillant, et une situation de danger peut être réécrite pour transmettre un message de dépassement. Cette capacité de manipulation onirique renforce non seulement le sentiment de contrôle sur ses propres rêves, mais se reflète également dans la vie éveillée, offrant une plus grande résilience face aux défis émotionnels quotidiens. En apprenant à considérer les cauchemars comme des opportunités de compréhension et de croissance, la personne devient plus confiante, équilibrée et capable de gérer ses difficultés internes de manière constructive.

La psychologie, en particulier l'approche jungienne, interprète les cauchemars comme des messages de l'inconscient, qui tentent d'attirer l'attention sur des questions non résolues, des conflits internes, des peurs refoulées ou des aspects de la personnalité à intégrer. En affrontant et en comprenant la signification des cauchemars, nous pouvons les transformer en sources de connaissance de soi et de guérison.

Les rêves lucides offrent un outil puissant pour gérer les cauchemars. En devenant conscient dans un cauchemar, vous gagnez la capacité de contrôler l'expérience, de changer le cours des événements, d'affronter vos peurs et de transformer le rêve en quelque chose de positif ou, du moins, de moins effrayant.

Comment Transformer les Cauchemars en Rêves Positifs :

Reconnaissance de la Lucidité : La première étape consiste à reconnaître que vous faites un cauchemar. Cela peut être plus facile si vous avez l'habitude de faire des tests de réalité pendant la journée et si vous tenez un journal de rêves, ce qui augmente votre conscience onirique.

Stabilisation du Rêve (Révision) : Dès que vous réalisez que vous rêvez, stabilisez le rêve en utilisant les techniques d'ancrage sensoriel, de rotation corporelle et d'affirmations positives (détaillées dans les chapitres précédents). Cela vous aidera à maintenir la lucidité et à éviter un réveil prématuré.

Contrôle de la Peur : La peur est l'émotion prédominante dans les cauchemars. Il est important de contrôler la peur pour ne pas perdre la lucidité. Utilisez la respiration consciente, les affirmations positives et les techniques de distanciation émotionnelle (voir le chapitre 19) pour vous calmer. Rappelez-vous que vous êtes dans un rêve et que vous avez le pouvoir de changer l'expérience.

Confrontation : Affrontez la source de votre peur dans le cauchemar. Il peut s'agir d'un monstre, d'un poursuivant, d'une situation menaçante ou de toute autre chose qui vous angoisse. Approchez-vous de l'élément effrayant, regardez-le, parlez-lui.

Dialogue : Parlez au monstre, au poursuivant ou à la figure menaçante. Demandez-lui ce qu'il représente, ce qu'il veut, pourquoi il est là, quel message il a pour vous. Souvent, la figure effrayante est une représentation symbolique d'une peur, d'un traumatisme ou d'un aspect refoulé de votre personnalité.

Transformation : Utilisez votre pouvoir onirique pour transformer l'élément effrayant en quelque chose de positif ou d'inoffensif. Vous pouvez transformer un monstre en animal de compagnie, un poursuivant en ami, une situation menaçante en situation sûre. Utilisez votre imagination et votre créativité pour trouver la meilleure façon de transformer le cauchemar.

Recadrage : Changez votre perspective sur le cauchemar. Voyez-le comme un défi, une opportunité d'apprentissage, un message de votre inconscient. Au lieu de vous sentir victime, sentez-vous comme un héros qui affronte et surmonte ses peurs.

Création d'une Fin Positive : Donnez au cauchemar une fin positive. Imaginez-vous en train de surmonter la peur, de résoudre le conflit, d'atteindre un objectif ou de trouver un endroit sûr et heureux.

Intégration : Au réveil, réfléchissez à la signification du cauchemar, ainsi qu'aux émotions qui ont émergé.

Exemple :

Vous faites un cauchemar récurrent dans lequel vous êtes poursuivi par un monstre. En devenant lucide, vous stabilisez le rêve, respirez profondément et décidez d'affronter le monstre. Vous vous approchez de lui et demandez : "Qui es-tu ? Que veux-tu ?". Le monstre répond : "Je suis ta peur de l'échec". Vous utilisez alors votre pouvoir onirique pour transformer le monstre en un petit chiot. Vous caressez le chiot et dites : "Je n'ai pas peur de toi. J'accepte mes erreurs et j'apprends d'elles". Le cauchemar se transforme en un rêve agréable, où vous jouez avec le chiot dans un parc ensoleillé.

En transformant les cauchemars en rêves positifs, vous soulagez non seulement la souffrance causée par ces rêves, mais vous apprenez également à gérer vos peurs et vos insécurités de manière plus efficace dans votre vie éveillée. La pratique régulière de cette technique peut conduire à une plus grande confiance en soi, à une résilience émotionnelle et à un bien-être psychologique accrus.

Chapitre 29
Guérison Émotionnelle

Les émotions humaines, lorsqu'elles ne sont ni comprises ni traitées, peuvent engendrer des blocages profonds qui affectent la manière dont une personne vit, interagit et se perçoit. Les traumatismes passés, les peurs inconscientes et les schémas de pensée négatifs se manifestent souvent de façon subtile dans la vie éveillée, modelant les comportements et limitant l'épanouissement personnel. Cependant, le subconscient ne renferme pas seulement les blessures émotionnelles, mais aussi les clés de leur guérison. Les rêves lucides offrent un accès privilégié à cet univers intérieur, permettant à la personne d'entrer en contact direct avec ses émotions refoulées, de modifier des récits traumatiques et d'expérimenter de nouvelles façons de gérer ses douleurs. Contrairement à l'état de veille, où le mental conscient impose souvent des barrières à l'introspection, les rêves lucides créent un environnement malléable et sûr pour l'auto-exploration, dans lequel le rêveur peut revisiter des événements du passé, dialoguer avec des aspects de sa propre psyché et transformer sa perception d'expériences difficiles.

L'avantage principal de l'utilisation des rêves lucides pour la guérison émotionnelle réside dans la possibilité de recréer et de redonner du sens aux expériences de manière active. Dans un état de lucidité onirique, l'individu ne se contente pas de revivre des souvenirs émotionnellement intenses, mais peut également interagir consciemment avec eux, en modifiant des éléments, en changeant l'issue et en expérimentant différentes réactions. Si un souvenir douloureux du passé provoque encore de la souffrance, le rêveur peut retourner à ce moment dans le rêve lucide, mais cette fois en tant que version plus forte et plus consciente de lui-même, capable d'offrir du soutien à son propre enfant intérieur, de confronter des figures symboliques associées au trauma ou même de remplacer une situation de peur et d'impuissance par un scénario d'autonomisation et de résolution. Ce type de pratique ne modifie pas les faits de la vie réelle, mais permet au mental de traiter ces souvenirs d'une manière moins douloureuse, réduisant leur charge émotionnelle et favorisant la guérison de l'intérieur.

Au-delà du travail sur les traumatismes passés, les rêves lucides permettent l'intégration de différents aspects de la personnalité, en particulier ceux qui ont été réprimés ou niés au cours de la vie. Dans la psychologie analytique, Carl Jung décrit l'"ombre" comme la partie de l'inconscient où résident les désirs, les pulsions et les caractéristiques que l'individu n'accepte pas en lui-même. Dans de nombreux cas, cette ombre se manifeste dans les rêves à travers des figures effrayantes ou hostiles, reflétant les peurs et les conflits internes de la personne. Cependant, au lieu d'éviter ou de combattre ces éléments, le rêveur lucide a la possibilité de les affronter et de les comprendre. Ce qui semblait auparavant une menace peut se révéler être une partie essentielle de la personnalité qui a besoin d'être accueillie et intégrée. Ce processus d'acceptation permet une plus grande authenticité dans la vie éveillée, réduisant le besoin de masques sociaux et favorisant un sentiment plus profond d'équilibre émotionnel. Ainsi, en utilisant les rêves lucides comme outil de connaissance de soi, la personne peut transformer sa relation avec ses émotions, surmonter les barrières internes et construire un état de bien-être plus solide et durable.

L'avantage d'utiliser les rêves lucides pour la guérison émotionnelle est que, dans ceux-ci, nous pouvons accéder directement à notre subconscient, où beaucoup de ces questions sont enracinées. Nous pouvons dialoguer avec les parties de nous-mêmes qui sont blessées, exprimer des émotions refoulées, réécrire des récits traumatiques et expérimenter de nouvelles façons d'être et de se relationner.

Il est important de souligner, une fois de plus, que la guérison émotionnelle en rêve lucide ne remplace pas la thérapie conventionnelle. Si vous êtes aux prises avec des traumatismes graves ou des troubles mentaux, il est essentiel de demander l'aide d'un professionnel de la santé mentale. Cependant, la pratique de la lucidité onirique peut être un complément précieux au traitement traditionnel, accélérant le processus de guérison et fournissant des insights profonds.

Exercices Pratiques pour la Guérison Émotionnelle :

Retrouvailles avec l'Enfant Intérieur :

Objectif : Se reconnecter à son enfant intérieur, guérir les blessures émotionnelles de l'enfance, nourrir son enfant intérieur et retrouver la joie, la spontanéité et la créativité.

Étapes :

Incubation du Rêve : Avant de vous endormir, concentrez-vous sur l'intention de rencontrer votre enfant intérieur dans un rêve lucide. Visualisez-vous en train d'embrasser et de réconforter votre enfant intérieur.

Induction de la Lucidité : Utilisez les techniques d'induction de rêves lucides.

Création du Scénario : Créez un cadre sûr et accueillant pour la rencontre, comme un parc, un jardin, une plage ou la maison de votre enfance.

Invocation de l'Enfant Intérieur : Appelez votre enfant intérieur, visualisez-le apparaître et approchez-vous de lui avec amour et compassion.

Dialogue et Guérison : Parlez à votre enfant intérieur. Demandez-lui comment il se sent, ce dont il a besoin, de quoi il a peur. Écoutez attentivement, validez ses émotions, offrez-lui amour, soutien et sécurité. Embrassez-le, jouez avec lui, dites-lui que vous l'aimez et que vous êtes là pour le protéger.

Intégration : Au réveil, réfléchissez à l'expérience et à la manière dont vous pouvez intégrer les besoins et les insights de votre enfant intérieur dans votre vie éveillée.

Dialogue avec l'Ombre :

Objectif : Reconnaître et intégrer vos aspects sombres (les aspects de votre personnalité que vous rejetez, réprimez ou craignez), transformer les schémas de comportement négatifs et promouvoir la connaissance de soi.

Étapes :

Incubation du Rêve : Avant de vous endormir, concentrez-vous sur l'intention de rencontrer votre ombre dans un rêve lucide.

Induction de la Lucidité : Utilisez les techniques d'induction de rêves lucides.

Création du Scénario : Créez un cadre qui représente symboliquement votre inconscient, comme une grotte sombre, une forêt dense ou une cave.

Invocation de l'Ombre : Appelez votre ombre. Elle peut se manifester sous la forme d'un monstre, d'un animal, d'une personne effrayante ou de toute autre figure qui représente vos peurs, vos défauts ou vos pulsions refoulées.

Dialogue et Intégration : Parlez à votre ombre. Demandez-lui ce qu'elle représente, pourquoi elle est là, ce qu'elle veut vous apprendre. Ne la jugez pas et ne la rejetez pas. Essayez de la comprendre et de l'accepter comme une partie de vous. Offrez-lui compassion et amour. Vous pouvez même essayer de l'embrasser ou de fusionner avec elle, symbolisant l'intégration de l'ombre.

Intégration: Reflétez comment intégrer votre ombre.

Résolution de Conflits :

Objectif : Résoudre les conflits interpersonnels (avec des partenaires, des membres de la famille, des amis, des collègues de travail) ou les conflits internes (entre différentes parties de soi-même).

Étapes :

Incubation du Rêve : Avant de vous endormir, concentrez-vous sur l'intention de résoudre le conflit dans un rêve lucide. Visualisez-vous en train de dialoguer avec la personne (ou avec la partie de vous-même) avec qui vous avez le conflit.

Induction de la Lucidité : Utilisez les techniques d'induction.

Création du Scénario : Créez un cadre neutre et sûr pour le dialogue.

Invocation de la Personne/Partie : Appelez la personne (ou la partie de vous-même) avec qui vous avez le conflit.

Dialogue et Résolution : Parlez avec la personne (ou la partie de vous-même) de manière ouverte et honnête. Exprimez vos sentiments, écoutez le point de vue de l'autre, cherchez une compréhension mutuelle et trouvez une solution au conflit.

Intégration: Réfléchissez sur les résolutions.

Réécriture des Traumatismes :

Objectif : Redonner un sens aux expériences traumatiques du passé, réduire l'impact émotionnel négatif et favoriser la guérison.

Étapes :

Incubation : Ayez l'intention de revisiter la situation dans votre rêve.

Induction de la Lucidité : Utilisez des techniques pour induire la lucidité.

Recréation : Recréez le scénario et l'événement, et modifiez ce qui est nécessaire pour redonner un sens au traumatisme.

Intégration : Au réveil, réfléchissez à ce que l'expérience peut vous apprendre.

Ce ne sont là que quelques exemples d'exercices de guérison émotionnelle qui peuvent être réalisés en rêves lucides. Avec de la pratique, de la créativité et un accompagnement approprié (si nécessaire), vous pourrez utiliser cet outil puissant pour transformer votre vie émotionnelle, surmonter vos défis et atteindre un plus grand bien-être.

Chapitre 30
Rêves Partagés

La possibilité de partager un rêve avec une autre personne suscite curiosité et fascination, défiant les limites de l'expérience onirique et de la conscience humaine. Des récits à travers l'histoire suggèrent que, dans certaines circonstances, des individus peuvent accéder à un environnement onirique commun, y interagir consciemment et, au réveil, se souvenir des mêmes détails avec une précision surprenante. Bien que la science n'ait pas encore trouvé de preuves définitives pour confirmer ce phénomène, le nombre de témoignages et de schémas récurrents suggère que les rêves partagés pourraient être plus que de simples coïncidences. Pour ceux qui explorent le potentiel des rêves lucides, cette possibilité représente un vaste champ d'expérimentation, de connaissance de soi et d'approfondissement de la connexion avec d'autres esprits. Si les rêves peuvent être façonnés par l'intention, l'attente et l'entraînement, alors la construction d'un espace onirique commun pourrait être à la portée de ceux qui consacrent du temps et de la discipline à cette pratique.

L'idée d'une rencontre consciente dans le monde des rêves n'est pas nouvelle. De nombreuses traditions spirituelles à travers le monde décrivent des pratiques dans lesquelles des chamans, des moines ou des groupes entiers accédaient à des états de rêve collectifs pour partager des visions, recevoir des enseignements ou accomplir des rituels. De plus, des théories comme celle de l'inconscient collectif de Carl Jung suggèrent qu'il existe une couche profonde de la psyché humaine dans laquelle des archétypes et des symboles universels se manifestent, créant un terrain commun où les esprits peuvent se connecter. Certaines expériences enregistrées indiquent que les personnes ayant des liens émotionnels forts, comme les jumeaux, les partenaires romantiques ou les amis proches, sont plus susceptibles de rapporter des rêves interconnectés. Cela suggère que l'empathie, la syntonie mentale et l'intention mutuelle pourraient être des facteurs décisifs dans la manifestation de ce phénomène. Même si les rêves partagés ne sont pas encore entièrement compris, leur investigation ouvre des voies de réflexion sur les limites de la conscience, la nature de la réalité et le potentiel inexploré de l'esprit humain.

Pour ceux qui souhaitent expérimenter les rêves partagés, certaines approches peuvent augmenter leurs chances de succès. Établir une intention claire avant de dormir, visualiser un point de rencontre spécifique et convenir d'un signe de reconnaissance sont des stratégies qui peuvent aider à orienter l'expérience onirique. Des pratiques telles que l'incubation de rêves, la synchronisation des cycles de sommeil et le développement de la lucidité sont fondamentales pour créer un environnement mental propice à la rencontre dans le rêve. De plus, tenir un journal de rêves détaillé et comparer les notes avec le partenaire peut fournir des indices précieux sur d'éventuelles connexions. Même si les résultats ne sont pas immédiats, la tentative d'explorer les rêves partagés par l'expérimentation consciente peut renforcer la perception onirique, approfondir le lien entre les pratiquants et élargir la compréhension des mystères de l'esprit et de l'existence. Qu'ils soient réels au sens physique ou simplement une construction subjective de l'inconscient, ces expériences ouvrent des portes à de nouvelles formes d'interaction et de découverte dans le vaste territoire des rêves.

L'idée que les rêves puissent être un espace de rencontre et d'interaction entre les esprits est fascinante et a été explorée dans diverses cultures et traditions spirituelles à travers l'histoire. Dans la science-fiction, les rêves partagés sont également un thème récurrent, dépeints dans des films comme "Inception" et "Abyss".

Exploration du Phénomène :

Malgré l'absence de preuves scientifiques, les récits de rêves partagés présentent certaines caractéristiques communes :

Rencontre Planifiée : Les personnes qui partagent le rêve conviennent généralement à l'avance de l'intention de se rencontrer dans le monde onirique. Elles peuvent définir une heure, un lieu de rencontre (réel ou imaginaire) et un signe de reconnaissance.

Interaction Consciente : Dans le rêve, les personnes se reconnaissent, conversent, interagissent et, dans certains cas, collaborent même pour accomplir des tâches ou résoudre des problèmes.

Corroboration Ultérieure : Au réveil, les personnes relatent l'expérience, comparent leurs souvenirs et découvrent qu'elles ont partagé des éléments significatifs du rêve, tels que le décor, les personnages, les événements et les émotions.

Sensation de Réalité : Les rêves partagés sont souvent décrits comme des expériences très vives et réalistes, avec une forte sensation de présence et d'interaction.

Théories :

Plusieurs théories tentent d'expliquer le phénomène des rêves partagés :

Coïncidence : Les sceptiques soutiennent que les rêves partagés ne sont que des coïncidences. Les personnes peuvent avoir des rêves similaires en raison d'expériences de vie communes, d'influences culturelles ou simplement par hasard. La corroboration ultérieure serait le résultat de la suggestion, de la mémoire sélective et de la tendance à trouver des schémas là où ils n'existent pas.

Télépathie : Les partisans de la télépathie onirique pensent que les esprits peuvent communiquer directement pendant le sommeil, transmettant des informations, des émotions et des images d'une personne à une autre. Cette communication télépathique créerait l'expérience d'un rêve partagé.

Inconscient Collectif : La théorie de l'inconscient collectif de Carl Jung suggère qu'il existe une couche profonde de la psyché qui est partagée par tous les êtres humains, contenant des archétypes, des symboles et des schémas universels. Les rêves partagés pourraient être une manifestation de l'inconscient collectif, une rencontre d'esprits à ce niveau plus profond.

Réalités Parallèles : Certaines théories plus spéculatives suggèrent que, pendant le sommeil, la conscience peut se déplacer vers d'autres dimensions ou réalités parallèles, où la rencontre avec d'autres personnes serait possible.

Techniques pour les Rêves Partagés :

Bien qu'il n'y ait aucune garantie de succès, certaines techniques peuvent augmenter la probabilité d'avoir un rêve partagé :

Choix du Partenaire : Choisissez un partenaire avec qui vous avez un lien émotionnel fort, de la confiance et de l'affinité. La connexion entre les personnes semble être un facteur important pour le succès des rêves partagés.

Intention Partagée : Discutez de l'intention d'avoir un rêve partagé. Définissez une heure pour dormir, un lieu de rencontre dans le rêve (un lieu réel ou imaginaire) et un signe de reconnaissance (un mot, un geste, un objet).

Incubation du Rêve (Révision) : Avant de dormir, pratiquez la technique d'incubation de rêves (détaillée au chapitre 20), en vous concentrant sur l'intention de vous rencontrer dans le rêve. Visualisez-vous en train de vous rencontrer à l'endroit convenu, d'interagir et de réaliser une activité ensemble.

Techniques d'Induction de Lucidité : Pratiquez des techniques d'induction de rêves lucides (MILD, WILD, WBTB, tests de réalité, etc.). La lucidité augmente le contrôle sur l'expérience onirique et facilite la rencontre avec le partenaire.

Enregistrement et comparaison: Au réveil, notez immediatement vos rêves, sans en parler. Ensuite, comparez vos notes pour chercher des similarités.

Synchronisation du Sommeil : Essayez de synchroniser vos cycles de sommeil, en vous couchant et en vous réveillant aux mêmes heures. Cela peut augmenter la probabilité que vous entriez en sommeil paradoxal en même temps.

Réalité partagée : Parlez-en souvent avec votre partenaire, fixez des accords.

Technologie: Il existe sur le marché des prototypes et des appareils qui sont censés aider à réaliser des rêves lucides et partagés.

Il est important de souligner que la pratique des rêves partagés est expérimentale et que les résultats peuvent varier considérablement. Ne vous découragez pas si vous ne réussissez pas dès les premières tentatives. Continuez à pratiquer, en gardant l'esprit ouvert et en enregistrant vos expériences. Même si vous ne parvenez pas à prouver l'existence d'un rêve partagé, la pratique elle-même peut renforcer le lien entre vous et votre partenaire, accroître votre conscience onirique et vous offrir des expériences fascinantes.

Chapitre 31
Autotranscendance

L'autotranscendance est un phénomène inhérent à l'expérience humaine, caractérisé par le dépassement des limites de l'ego et la quête d'une connexion plus vaste avec l'univers. Ce voyage d'expansion de la conscience a été exploré par diverses cultures à travers l'histoire, au moyen de rituels, de pratiques spirituelles et de techniques méditatives visant à atteindre des états de perception modifiés. Parmi les méthodes les plus efficaces à cette fin, les rêves lucides émergent comme un outil puissant, permettant à l'individu de transcender la réalité quotidienne et de pénétrer dans des dimensions symboliques et spirituelles. Grâce à l'éveil de la conscience au sein même du rêve, il devient possible de vivre des expériences d'unité, d'extase et de compréhension profonde, favorisant des prises de conscience transformatrices qui résonnent dans la vie éveillée.

La maîtrise des rêves lucides offre la possibilité d'explorer des territoires au-delà des limites physiques et psychologiques imposées par l'état de veille. Dans cet état de conscience élargie, le rêveur acquiert une liberté absolue pour interagir avec des archétypes, accéder à des souvenirs subconscients et expérimenter des réalités qui défient les lois de la logique et de la physique. De nombreux témoignages indiquent que, en utilisant les rêves lucides à des fins spirituelles, les individus rencontrent des guides, des maîtres ou des symboles de sagesse qui leur transmettent des enseignements et des orientations précieux pour leur évolution personnelle. Cette expérience renforce non seulement l'intuition et la perception de la réalité, mais procure également un sentiment d'appartenance au tout, dissolvant l'illusion de la séparation entre le « moi » et l'univers.

Pour atteindre l'autotranscendance par le biais des rêves lucides, il est essentiel de développer une pratique intentionnelle qui englobe des techniques d'induction, de visualisation et d'abandon au processus onirique. Établir un objectif avant de s'endormir, qu'il s'agisse de la recherche de réponses spirituelles, de la rencontre avec des entités de lumière ou de l'immersion dans des états d'extase et d'illumination, oriente l'inconscient vers la création d'expériences alignées sur ces aspirations. De plus, la pratique de la méditation à l'intérieur du rêve peut potentialiser la profondeur de ces vécus, menant à une connexion directe avec des états de conscience élargis. L'intégration de ces expériences dans la vie éveillée, par la réflexion et l'application des enseignements acquis, transforme le voyage onirique en un puissant catalyseur de croissance spirituelle et de connaissance de soi.

Les rêves lucides, avec leur capacité à élargir la conscience et à offrir des expériences qui défient les lois de la physique et de la logique, peuvent également être utilisés comme un outil d'autotranscendance et d'exploration spirituelle. En devenant conscient dans le rêve, le rêveur gagne la liberté d'explorer le monde onirique sans les limitations du corps physique et des croyances limitantes, ouvrant la voie à des expériences susceptibles d'avoir un impact profond sur sa vision du monde, ses valeurs et son sentiment d'avoir un but.

Comment utiliser les rêves lucides pour l'autotranscendance :

Intention spirituelle : Avant de vous endormir, définissez l'intention d'utiliser le rêve lucide à des fins spirituelles ou transcendantales. Vous pouvez demander à vivre une expérience d'unité avec l'univers, à rencontrer votre guide spirituel, à recevoir une révélation divine, à explorer d'autres dimensions de la réalité ou tout autre objectif aligné sur votre quête spirituelle.

Incubation du rêve (Révision) : Utilisez la technique d'incubation de rêves (détaillée au chapitre 20) pour orienter le contenu de votre rêve. Concentrez-vous intensément sur votre intention, visualisez-vous en train de vivre l'expérience souhaitée et répétez une phrase qui exprime votre objectif.

Induction de la lucidité : Utilisez les techniques d'induction de rêves lucides (MILD, WILD, WBTB, tests de réalité, etc.) pour augmenter vos chances de devenir conscient dans le rêve.

Exploration de l'infini : Dès que vous devenez lucide, explorez les possibilités illimitées du monde onirique. Volez dans les cieux, traversez les murs, plongez dans les profondeurs de l'océan, voyagez vers d'autres planètes, explorez d'autres dimensions. Laissez-vous guider par votre intuition et votre curiosité.

Rencontre avec le Divin : Cherchez à rencontrer des figures divines, des êtres de lumière, des maîtres spirituels, des anges, des dieux ou toute autre entité qui représente le sacré pour vous. Parlez avec ces figures, demandez des conseils, recevez des enseignements, ressentez l'énergie d'amour et de sagesse qui émane d'elles.

Méditation dans le rêve : Trouvez un endroit calme dans le rêve et pratiquez la méditation. La méditation dans un rêve lucide peut être extrêmement puissante, conduisant à des états de conscience élargie, d'extase et d'union avec le tout.

Visualisation créative : Utilisez votre pouvoir onirique pour créer des symboles et des métaphores qui représentent votre voyage spirituel. Visualisez-vous en train de surmonter des obstacles, d'atteindre l'illumination, de vous unir à l'univers, ou toute autre image qui résonne en vous.

Abandon et confiance : Abandonnez-vous à l'expérience, faites confiance à la sagesse de votre inconscient et laissez le rêve vous guider. N'essayez pas de tout contrôler. Laissez-vous porter par le courant du rêve, ouvert aux surprises et aux révélations.

Intégration : Au réveil, notez les détails de votre rêve dans votre journal, y compris les émotions, les intuitions, les symboles et les messages que vous avez reçus. Réfléchissez à la signification de l'expérience et à la manière dont vous pouvez intégrer ces apprentissages dans votre vie éveillée.

Expériences transcendantales courantes dans les rêves lucides :

Sensation d'unité : Perdre la notion des limites de l'ego et se sentir uni à l'univers, à la nature, à toutes choses.

Extase : Éprouver un état de joie, d'amour et de béatitude intenses, qui transcende l'expérience ordinaire.

Lumière et énergie : Percevoir une lumière blanche ou dorée, sentir une énergie puissante circuler à travers le corps.

Rencontres avec des êtres de lumière : Parler à des anges, des guides spirituels, des maîtres ascensionnés ou d'autres entités lumineuses.

Voyages dans d'autres mondes : Explorer d'autres dimensions, planètes, univers parallèles ou royaumes spirituels.

Révélations et intuitions : Recevoir des messages, des enseignements ou des révélations sur la nature de la réalité, le but de la vie ou le chemin spirituel.

Mort et renaissance : Vivre la mort symbolique de l'ego et la renaissance dans un nouvel état de conscience.

La pratique de l'autotranscendance dans les rêves lucides est un voyage profond et personnel, qui peut conduire à des transformations significatives dans la vie du rêveur. En combinant l'intention spirituelle avec les techniques d'induction et de contrôle des rêves lucides, vous pouvez ouvrir un portail vers des expériences qui élargissent votre conscience, approfondissent votre connexion avec le divin et vous rapprochent de votre vraie nature.

Chapitre 32
Maîtrise Onirique

La domination absolue du monde onirique représente l'un des plus grands accomplissements dans le voyage des rêves lucides. Lorsque le rêveur atteint la maîtrise onirique, il transcende les limites imposées par l'inconscient et acquiert un niveau de contrôle extraordinaire sur ses rêves. Cette capacité lui permet de modeler la réalité onirique avec la même facilité qu'il imagine un décor dans son esprit éveillé. Le rêveur peut alors manipuler les environnements, créer des personnages complexes, altérer les lois de la physique et explorer les limites de sa propre conscience. Plus qu'un exercice de contrôle, ce voyage représente une immersion profonde dans la connaissance de soi et la créativité, offrant des expériences transformatrices qui remettent en question les notions conventionnelles de la réalité.

Le chemin vers cette maîtrise n'est pas immédiat. Comme toute compétence avancée, elle exige une pratique continue, de l'expérimentation et un raffinement progressif de la perception à l'intérieur de l'état onirique. Au début, le rêveur peut éprouver des difficultés à maintenir la stabilité du rêve ou à réaliser des changements intentionnels dans l'environnement.

Cependant, à mesure qu'il se familiarise avec cet espace de création illimitée, il réalise que sa propre croyance en la possibilité du contrôle est le facteur déterminant du succès. La confiance et la clarté de l'intention deviennent les piliers de la maîtrise onirique. Plus la conviction qu'il est possible de modeler le rêve selon sa volonté est forte, plus il devient facile de manipuler chaque aspect de cette réalité malléable.

Explorer le monde des rêves lucides en pleine conscience élargit non seulement les limites de l'expérience humaine, mais permet également au rêveur de développer une connexion plus profonde avec son propre subconscient. Par la création délibérée de décors, de personnages et d'événements, il devient possible d'accéder à des souvenirs enfouis, d'affronter des peurs symboliques et même d'obtenir des éclairages précieux sur des questions de la vie éveillée. L'interactivité avec les éléments oniriques prend un nouveau sens lorsque le rêveur réalise que tout dans cet univers répond à son état mental et émotionnel. Cette prise de conscience renforce l'idée que, tout comme dans les rêves, la réalité éveillée peut également être influencée par les croyances, les intentions et les perspectives. Ainsi, la maîtrise onirique ne se limite pas à l'environnement du sommeil ; elle se répercute dans la vie quotidienne, devenant un outil puissant de transformation personnelle.

La maîtrise onirique n'est pas un état que l'on atteint du jour au lendemain. C'est le résultat d'années de pratique, de dévouement, de connaissance de soi et d'exploration du monde des rêves. Cependant, il existe des exercices avancés qui peuvent accélérer le développement de cette compétence et amener le rêveur à des niveaux de contrôle et de conscience toujours plus élevés.

Exercices Avancés pour la Manipulation de l'Environnement :

Création Instantanée: Au lieu de construire le décor étape par étape (comme suggéré au Chapitre 20), essayez de créer l'environnement instantanément, avec une simple pensée ou une commande verbale. Par exemple, dites : "Qu'une ville futuriste apparaisse maintenant !" ou pensez simplement à l'image de la ville et visualisez-la se matérialiser devant vous.

Transformation à Grande Échelle: Au lieu de modifier seulement un objet ou une petite zone du rêve, essayez de transformer tout le décor d'un seul coup. Par exemple, transformez une forêt en désert, une ville en océan, un jour ensoleillé en une nuit étoilée.

Contrôle du Temps: Manipulez le temps dans le rêve. Accélérez, ralentissez, arrêtez, inversez ou avancez le temps. Observez les changements dans l'environnement et les personnages à mesure que vous modifiez le flux temporel.

Contrôle de la Gravité: Défiez les lois de la gravité. Volez librement, flottez, marchez sur les murs ou au plafond, faites léviter des objets, créez des zones de gravité zéro ou de gravité inversée.

Téléportation: Téléportez-vous instantanément vers d'autres lieux dans le rêve. Pensez à un endroit (réel ou imaginaire) et visualisez-vous y apparaître instantanément.

Création d'Objets Complexes: Créez des objets complexes et détaillés, comme des machines, des véhicules, des œuvres d'art, des instruments de musique, des dispositifs technologiques. Explorez ces objets, manipulez-les, utilisez-les pour interagir avec l'environnement.

Création des Personnages: Créer des personnages avec des caractéristiques physiques, personnalités et histoires détaillées.

Fusion avec l'Environnement: Expérimentez la sensation de fusionner avec l'environnement onirique. Imaginez que vous devenez l'eau de l'océan, le vent qui souffle dans les arbres, la lumière du soleil, la terre sous vos pieds. Cette technique peut conduire à des expériences d'unité et de transcendance de l'ego.

Manipulation de la Propre Forme : Modifiez la forme de votre propre corps onirique. Transformez-vous en animal, en être mythologique, en objet, en énergie pure. Expérimentez différentes formes et sensations.

Rêves à l'Intérieur de Rêves : Créez des rêves à l'intérieur de rêves. Entrez dans un nouveau rêve à partir de votre rêve lucide actuel. Explorez les différents niveaux de réalité onirique. Cette technique peut être difficile, mais elle peut aussi conduire à des aperçus profonds sur la nature de la conscience et de la réalité.

Briser le Quatrième Mur: Parlez directement au « rêve » lui-même, comme s'il s'agissait d'une entité consciente. Posez des questions, demandez conseil, remerciez pour l'expérience.

Manipulation de la Narration: Jouez le rôle de narrateur du rêve, en contrôlant non seulement l'environnement et les personnages, mais aussi l'histoire elle-même.

Conseils pour la Maîtrise Onirique:

Pratique Régulière:

Confiance: Croyez en votre capacité.

Intention Claire:

Créativité:

Connaissance de Soi:

Patience:

La maîtrise onirique est un voyage fascinant et transformateur, qui peut conduire à des expériences incroyables et à une profonde connaissance de soi. En maîtrisant l'art de contrôler vos rêves, vous ouvrirez un portail vers un univers de possibilités illimitées, où vous êtes le créateur de votre propre réalité.

Key improvements and why:

Title: "Maîtrise Onirique" is a direct and accurate translation of "Dream Mastery."

Flow and Tone: I've used more sophisticated vocabulary and sentence structures where appropriate to give the text a more literary feel. For example, "domination absolue" is stronger than just "contrôle absolu," and "l'un des plus grands accomplissements" is more elegant than "une des plus grandes choses." "Remettent en question" is a better way to express "challenge" in the context of notions of reality.

Figurative Language: The translation maintains the metaphorical language (e.g., "piliers de la maîtrise onirique," "réalité malléable").

"Vous" vs. "On": I've used the formal "vous" throughout, which is generally preferred in formal writing and instructional texts in French, except when using "on" is more idiomatic. The original text uses the informal you, which is more natural in Portuguese.

Specific Phrasing Improvements:

"Éclairages précieux" is a more nuanced translation of "insights valiosos" than a more literal option.

"Se répercute dans la vie quotidienne" is a more natural and elegant way to express the idea of "reverberating" into everyday life.

"Du jour au lendemain" is a perfect idiomatic equivalent of "da noite para o dia."

The bullet point list uses consistent sentence structures and verb tenses for better readability.

The list with the tips omits repeated text that is easy to guess.

This revised translation reads more like something a French author would write, making it more engaging and impactful for a French-speaking audience. It's not just a word-for-word conversion; it's a recreation of the text in a new language.

Chapitre 33
Journaux de Rêves Avancés

La pratique avancée du journal de rêves transcende la simple notation des événements oniriques. Elle devient un processus profond d'auto-découverte et d'exploration de l'inconscient. Un journal de rêves raffiné ne permet pas seulement d'identifier des schémas récurrents et d'améliorer la capacité d'induction de rêves lucides ; il se transforme en un puissant instrument pour comprendre les messages symboliques transmis par le subconscient. La richesse des détails enregistrés amplifie la perception des états émotionnels, des archétypes qui se manifestent et des liens entre les rêves et la vie éveillée, permettant ainsi une cartographie cohérente de l'évolution psychologique et spirituelle du rêveur.

Approfondir la technique du journal exige un engagement conscient envers la précision du récit. Chaque détail sensoriel du rêve – couleurs, textures, sons, températures et même sensations tactiles – doit être décrit avec la plus grande fidélité. Cette richesse d'informations permet de reconstituer le rêve avec une plus grande clarté lors de la relecture, facilitant l'analyse de ses nuances et l'identification de déclencheurs pouvant aider à l'induction de futurs rêves lucides. De plus, l'inclusion d'aspects émotionnels détaillés offre une compréhension plus complète des réactions internes au contenu onirique, révélant des aspects profonds de la psyché qui, bien souvent, passent inaperçus à l'état de veille.

Plus qu'un simple recueil d'expériences nocturnes, un journal de rêves avancé peut devenir un véritable laboratoire expérimental pour tester des techniques d'induction, de manipulation onirique et d'exploration de l'inconscient. En revisitant régulièrement les notes, des schémas cachés émergent, permettant au rêveur de mieux comprendre les thèmes centraux qui imprègnent sa vie psychique. L'étude comparative des rêves au fil du temps peut révéler la progression d'un processus interne de transformation, apportant des éclairages précieux sur les défis personnels, l'évolution spirituelle et l'interaction entre le monde intérieur et extérieur. Ainsi, le journal devient un portail vers le dépassement de soi, favorisant non seulement une plus grande maîtrise des rêves, mais aussi un impact profond sur la vie éveillée.

Techniques Avancées de Tenue du Journal :

Enregistrement Multisensoriel Détaillé : Au-delà de la description du scénario du rêve, notez minutieusement tous les détails sensoriels, même ceux qui semblent insignifiants :

Visuels : Couleurs (teintes spécifiques, luminosité, contraste), formes (géométriques, organiques, abstraites), textures (lisse, rugueux, doux, granuleux), lumière et ombre (intensité, direction, sources de lumière), mouvement (vitesse, direction, rythme).

Auditifs : Sons (volume, tonalité, timbre), musiques (mélodie, rythme, instruments), voix (ton, accent, émotion), bruits (nature, machines, foules).

Tactiles : Textures (chaud, froid, humide, sec), pression, poids, douleur, plaisir.

Olfactifs : Odeurs (agréables, désagréables, familières, inconnues), arômes (fleurs, nourriture, parfums).

Gustatifs : Saveurs (sucré, salé, amer, acide, épicé), textures (crémeux, croquant, liquide).

Kinesthésiques : Sensations de mouvement (voler, tomber, tourner, courir), équilibre, proprioception (perception de la position du corps dans l'espace).

Enregistrement Émotionnel Approfondi : Explorez en profondeur les émotions ressenties pendant le rêve. Ne vous limitez pas à des étiquettes génériques comme "heureux", "triste" ou "effrayé". Utilisez des mots plus précis et descriptifs :

Au lieu de "heureux", utilisez "euphorique", "joyeux", "serein", "reconnaissant", "extatique".

Au lieu de "triste", utilisez "mélancolique", "désespéré", "angoissé", "démuni".

Au lieu de "effrayé", utilisez "terrifié", "anxieux", "craintif", "inquiet".

Notez également les variations d'intensité des émotions au cours du rêve. Une émotion peut commencer faiblement et s'intensifier, ou vice-versa.

Enregistrement des Pensées et des Dialogues : Notez toutes les pensées que vous avez eues pendant le rêve, même si elles semblent non pertinentes ou décousues. Notez également les dialogues, de la manière la plus complète possible, y compris le ton de la voix, le langage corporel et les émotions des interlocuteurs.

Dessins et Schémas Détaillés : Utilisez des dessins, des schémas, des cartes, des graphiques ou tout autre support visuel pour compléter le récit écrit. Ne vous souciez pas de la qualité artistique ; l'objectif est de capturer l'essence de l'expérience onirique.

Symboles et Métaphores (Interprétation Immédiate) : À côté du récit du rêve, notez immédiatement vos impressions et associations concernant les symboles et métaphores qui sont apparus. Quelle est la signification personnelle de ces symboles pour vous ? Que représentent-ils dans votre vie ? Cette interprétation immédiate, faite avant que l'esprit rationnel ne prenne le dessus, peut être très révélatrice.

Enregistrement Audio: Si vous avec de la difficulte a ecrire, enregistrez-vous.

Enregistrement Audio : Si vous avez du mal à écrire au réveil, utilisez un enregistreur audio pour consigner vos rêves. L'enregistrement peut capturer des nuances de votre voix, comme l'émotion et l'hésitation, qui peuvent être perdues dans le récit écrit.

Techniques Avancées d'Analyse :

Analyse Longitudinale : Analysez votre journal de rêves dans une perspective longitudinale, en recherchant les schémas, les thèmes et les symboles qui se répètent au fil des mois ou des années. Cette analyse peut révéler des questions profondes de votre inconscient, qui sont travaillées à un niveau plus subtil.

Analyse Comparative : Comparez vos rêves avec ceux d'autres personnes (partenaires de rêves lucides, amis, famille, ou récits dans des livres et articles). Cette comparaison peut apporter des éclairages sur la nature des rêves et sur votre propre expérience onirique.

Analyse Archétypale (Jung) : Utilisez les concepts de la psychologie jungienne (archétypes, ombre, anima/animus, inconscient collectif) pour interpréter vos rêves. Recherchez les symboles universels et les schémas de comportement qui se manifestent dans vos rêves.

Analyse de Contenu : Utilisez des techniques d'analyse de contenu pour identifier la fréquence des mots, des thèmes, des émotions et des personnages dans vos rêves. Cette analyse quantitative peut compléter l'analyse qualitative et révéler des schémas qui peuvent passer inaperçus. Utilisez des outils informatiques pour effectuer l'analyse.

Corrélation avec les Événements de la Vie : Essayez de corréler les thèmes et les émotions de vos rêves avec les événements de votre vie éveillée. Vos rêves reflètent-ils vos préoccupations, vos désirs, vos peurs, vos conflits ? Y a-t-il un lien entre vos rêves et vos relations, votre travail, votre santé, votre spiritualité ?

Expérimentation Onirique : Utilisez votre journal de rêves comme un laboratoire d'expérimentation. Notez les techniques d'induction que vous utilisez, les résultats que vous obtenez, les expériences que vous réalisez dans vos rêves lucides (comme essayer de voler, changer de décor, converser avec des personnages).

Planification de Rêves Lucides : Utilisez votre journal pour planifier vos prochains rêves lucides. Définissez des intentions, visualisez des scénarios, préparez des questions à poser aux personnages oniriques.

Le journal de rêves avancé devient un miroir de votre âme, une carte de votre inconscient et un guide pour votre voyage d'auto-découverte. En approfondissant l'utilisation de cet outil, vous ouvrirez un canal de communication direct avec la partie la plus profonde et la plus sage de vous-même, accédant à des intuitions qui peuvent transformer votre vie.

Chapitre 34
Au-delà du Rêve

Le voyage du rêve lucide ne s'achève pas au réveil ; bien au contraire, il continue de se déployer dans la vie éveillée, influençant notre perception, notre comportement et notre manière d'interagir avec le monde. Les expériences vécues dans le monde onirique sont porteuses d'aperçus profonds sur notre psyché, révélant des aspects cachés de notre personnalité et offrant des opportunités d'apprentissage et de transformation. Intégrer ces connaissances au quotidien, c'est ouvrir un canal direct entre le conscient et l'inconscient, permettant à ce qui a été découvert en rêve de se manifester dans la réalité de manière tangible et significative. Ce processus d'intégration non seulement élargit la compréhension de soi, mais potentialise également le développement personnel dans divers domaines, tels que la créativité, l'intelligence émotionnelle et la résolution de problèmes.

L'application pratique des leçons tirées des rêves lucides peut prendre différentes formes. L'auto-analyse, basée sur la réflexion autour des événements oniriques, permet d'identifier des schémas émotionnels et psychologiques qui se répètent tant dans le rêve que dans la vie éveillée. Grâce à ce processus, il devient possible de mieux comprendre nos peurs, nos désirs, nos limites et nos potentiels inexplorés. De plus, la pratique de la visualisation consciente des scénarios et des émotions vécus en rêve peut servir d'outil pour renforcer des sentiments positifs et faciliter le changement de comportements limitants. En ravivant mentalement les sensations d'autonomie, de liberté et de créativité éprouvées dans un rêve lucide, le rêveur renforce sa capacité à transposer ces qualités dans l'état de veille, transformant ainsi son approche face aux défis quotidiens.

Un autre aspect fondamental de l'intégration des rêves lucides à la vie quotidienne réside dans l'application des compétences développées dans l'état onirique. Des techniques telles que la répétition mentale, où le rêveur s'entraîne à une activité spécifique en rêve pour l'améliorer dans la vie éveillée, peuvent être extrêmement efficaces pour perfectionner des performances physiques et cognitives. De plus, la flexibilité de l'esprit pendant les rêves lucides stimule la créativité et l'innovation, permettant à de nouvelles idées et à des solutions originales d'émerger plus facilement à l'état de veille. Lorsque l'on comprend que le monde onirique n'est pas un espace isolé, mais plutôt un terrain fertile pour la croissance et la découverte de soi, l'expérience du rêve devient une ressource précieuse pour enrichir la vie de manière profonde et transformatrice.

Intégrer les Aperçus Oniriques :

Réflexion et Auto-analyse : Consacrez du temps à réfléchir à vos rêves lucides et aux messages qu'ils véhiculent. Utilisez votre journal de rêves comme guide, revisitez les notes, les dessins, les interprétations. Posez-vous les questions suivantes :

Qu'est-ce que ce rêve m'a appris sur moi-même ?

Quels aspects de ma personnalité ont été révélés ou explorés dans ce rêve ?

Quelles émotions ont été suscitées ou traitées dans ce rêve ?

Quels défis ont été relevés ou surmontés dans ce rêve ?

Quelles idées ou solutions créatives ont émergé dans ce rêve ?

Comment puis-je appliquer ces apprentissages à ma vie éveillée ?

Action Consciente : Transformez les aperçus oniriques en actions concrètes dans votre vie éveillée. Si vous avez surmonté une peur dans un rêve lucide, essayez d'affronter cette peur dans la réalité, étape par étape. Si vous avez reçu un conseil d'un guide onirique, essayez de le mettre en pratique. Si vous avez découvert un nouveau talent ou une nouvelle compétence en rêve, explorez ce domaine dans votre vie éveillée.

Changement de Comportement : Utilisez les rêves lucides comme un laboratoire pour expérimenter de nouvelles façons d'être et de vous relationner. Si vous avez pratiqué l'affirmation de soi dans un rêve, essayez d'être plus assertif dans vos interactions quotidiennes. Si vous avez fait l'expérience de la compassion dans un rêve, essayez de cultiver cette qualité dans votre vie éveillée.

Résolution de Problèmes : Appliquez les solutions créatives que vous avez trouvées dans vos rêves lucides aux problèmes de votre vie réelle. Si vous avez visualisé une nouvelle approche pour un projet professionnel, essayez de la mettre en œuvre. Si vous avez rêvé d'un moyen de résoudre un conflit avec un ami, essayez de lui parler en adoptant cette nouvelle perspective.

Expression Créative : Utilisez les rêves lucides comme source d'inspiration pour votre expression créative. Si vous avez rêvé d'une mélodie, essayez de la composer. Si vous avez rêvé d'un tableau, essayez de le peindre. Si vous avez rêvé d'une histoire, essayez de l'écrire.

Intégrer les Émotions Oniriques :

Validation des Émotions : Reconnaissez et validez les émotions que vous avez ressenties dans vos rêves lucides, même si elles semblent intenses ou inconfortables. Les émotions oniriques sont réelles et peuvent fournir des indices importants sur votre état émotionnel.

Traitement Émotionnel : Si vous avez vécu des émotions difficiles dans un rêve lucide (peur, tristesse, colère, culpabilité), prenez le temps de les traiter dans votre vie éveillée. Parlez-en à un ami, à un thérapeute, écrivez dans votre journal, pratiquez la méditation ou utilisez toute autre technique qui vous aide à gérer ces émotions de manière saine.

Culture des Émotions Positives : Si vous avez ressenti des émotions positives dans un rêve lucide (joie, amour, gratitude, confiance), essayez de cultiver ces émotions dans votre vie éveillée. Souvenez-vous de la sensation du rêve, visualisez-vous ressentant à nouveau ces émotions et cherchez des occasions de les exprimer dans vos interactions quotidiennes.

Intégrer les Compétences Oniriques :

Répétition Mentale : Utilisez la technique de la répétition mentale (pratiquée dans les rêves lucides) pour améliorer vos compétences dans votre vie éveillée. Visualisez-vous en train de réaliser l'activité avec perfection, en ressentant les mêmes émotions et sensations que celles éprouvées en rêve.

Pleine Conscience (Mindfulness) : La pratique de la pleine conscience, cultivée lors de la méditation et des tests de réalité, peut être appliquée dans votre vie quotidienne. Soyez présent dans l'instant, observez vos pensées et vos émotions sans jugement, prêtez attention aux détails de votre environnement.

Contrôle Émotionnel : Les techniques de contrôle émotionnel apprises dans les rêves lucides (respiration consciente, affirmations positives, distanciation) peuvent être utilisées dans des situations difficiles de la vie réelle.

Créativité : La liberté et la flexibilité expérimentées dans les rêves lucides peuvent inspirer votre créativité dans votre vie éveillée. Autorisez-vous à sortir des sentiers battus, à expérimenter de nouvelles idées, à chercher des solutions innovantes.

L'intégration des expériences oniriques à la vie éveillée est un processus continu et progressif. Ne vous attendez pas à des changements radicaux du jour au lendemain. Soyez patient avec vous-même, célébrez chaque petite avancée et continuez d'explorer le potentiel transformateur de vos rêves. En construisant ce pont entre le monde des rêves et la réalité quotidienne, vous enrichirez votre vie, élargirez votre conscience et cheminerez sur la voie de la connaissance de soi et de la croissance personnelle.

Épilogue

Et maintenant que vous êtes arrivé au terme de ce voyage, posez-vous la question : qu'est-ce qui a changé ?

Depuis le moment où vous avez commencé cette lecture, vous avez été guidé à travers un univers invisible à l'œil nu, mais tout aussi réel que n'importe quelle autre expérience que vous avez vécue. Chaque chapitre a révélé des secrets sur le monde onirique, offrant des techniques, des réflexions et des connaissances capables de transformer non seulement vos rêves, mais aussi votre perception de la réalité éveillée.

Mais le véritable apprentissage ne s'arrête pas là. Bien au contraire : ce n'est que le début.

Vous avez peut-être appris à identifier quand vous rêvez. Vous avez peut-être compris comment fonctionnent les tests de réalité. Vous avez peut-être même déjà fait l'expérience de la lucidité onirique, ressentant l'excitation indescriptible de prendre conscience que vous êtes dans un rêve et d'en prendre le contrôle. Mais il y a quelque chose de plus profond et de plus transformateur encore dans ce processus : la découverte que les rêves reflètent qui vous êtes.

Chaque rêve lucide est un miroir de votre esprit, révélant non seulement vos désirs, mais aussi vos peurs, vos incertitudes et votre essence la plus pure. En maîtrisant cet art, vous ne contrôlez pas seulement des récits nocturnes – vous devenez un explorateur de votre propre inconscient. Les rêves deviennent un laboratoire pour la créativité, un terrain d'entraînement pour votre courage et un pont vers la connaissance de soi.

Et alors, une nouvelle question se pose : si vous pouvez vous éveiller dans vos rêves, pourquoi ne pas vous éveiller dans votre propre vie ?

La réalité que vous vivez maintenant est, à bien des égards, un rêve façonné par vos perceptions et vos croyances. Tout comme dans le monde onirique, il existe des règles qui semblent immuables – mais qui, lorsqu'elles sont remises en question, se révèlent plus souples que vous ne l'imaginez. Tout comme dans le rêve lucide, vous avez le pouvoir de transformer les décors, de défier les attentes et de créer votre propre récit. La seule différence est que, contrairement au sommeil, la veille ne se termine pas lorsque vous ouvrez les yeux.

L'éveil à la lucidité dans les rêves n'est qu'un prélude à un éveil encore plus grand : l'éveil à la vie consciente.

Que ce livre ne soit pas seulement une source de connaissances techniques, mais une invitation à l'exploration la plus fascinante qui soit – le voyage à l'intérieur de soi. Car ceux qui maîtrisent l'art de contrôler leurs rêves ne dorment pas seulement mieux... ils vivent mieux.

Et maintenant, la question finale : que ferez-vous de cette connaissance ?

La réponse, tout comme vos rêves, est entre vos mains.

www.ingramcontent.com/pod-product-compliance
Lightning Source LLC
LaVergne TN
LVHW040053080526
838202LV00045B/3611